乳腺癌的药物治疗

袁 芃　徐兵河　殷咏梅　王树森　主编

化学工业出版社
·北京·

图书在版编目（CIP）数据

乳腺癌的药物治疗 / 袁芃等主编. -- 北京：化学工业出版社，2025. 10. -- ISBN 978-7-122-48973-9

Ⅰ. R737.905

中国国家版本馆 CIP 数据核字第 20251VD145 号

责任编辑：赵玉欣　王新辉　　装帧设计：关　飞
责任校对：王鹏飞

出版发行：化学工业出版社
（北京市东城区青年湖南街 13 号　邮政编码 100011）
印　　装：大厂回族自治县聚鑫印刷有限责任公司
710mm×1000mm　1/16　印张 13¼　字数 260 千字
2026 年 1 月北京第 1 版第 1 次印刷

购书咨询：010-64518888　　售后服务：010-64518899
网　　址：http://www.cip.com.cn
凡购买本书，如有缺损质量问题，本社销售中心负责调换。

定　　价：98.00 元　

编写人员名单

主　　编

袁　芃　徐兵河　殷咏梅　王树森

副 主 编

王　雪　李　曼　赵　兵

参编人员（按拼音排序）

蔡　莉　柴　凡　陈文艳　丁百放　管晓翔
郭晓静　侯　净　胡　海　李　曼　李　薇
李慧慧　刘新兰　吕雅蕾　欧阳取长　邱鹏飞
任莉莉　史业辉　滕月娥　薛　妍　徐兵河
杨壹羚　殷咏梅　袁　芃　袁　渊　袁春秀
王　涛　王　雪　王树森　王晓稼　姚　静
张莉莉　张晓俊　赵　兵　赵久达　周　灿

前言

过去 30 年，全球抗肿瘤药物研究得到前所未有的飞速发展，全面革新了肿瘤药物治疗的格局，为临床医生和患者提供了除传统化疗药物以外的内分泌药物、分子靶向药物、免疫治疗药物等全新选择。

对肿瘤认识的突破是抗肿瘤药物治疗进展的基础，肿瘤与微环境之间的相互作用、个体的心理情绪与生活方式、生态环境等诸多因素都影响肿瘤的进程，也成为肿瘤诊治需要考量的重要因素。

乳腺癌作为全球女性最常见的恶性肿瘤之一，时刻威胁着女性的健康。乳腺癌治疗新药不断涌现，指南持续更新，患者面临的药物选择更加多样化，因此临床用药更需要规范化、个体化、精准化，以最大化提升疾病疗效和患者生活质量。

为此，我们组织了国内乳腺癌领域的知名专家，共同编写了《乳腺癌的药物治疗》一书，重点讲述了乳腺癌的化疗、内分泌治疗、靶向治疗和免疫治疗的用药原则，以及不同分子亚型乳腺癌治疗方案的选择。同时，作为本书的亮点，编者基于乳腺癌治疗的关键性研究，详尽地梳理了各治疗方案的疗效和安全性，并结合既往的研究数据和丰富的临床经验，进行了专业且深入的点评，旨在引导年轻医师更好地理解研究设计和解读研究结果，指导科研思路和临床实践。

在本书出版之际，衷心感谢各位编者的辛勤付出！书中如有不足之处，敬请各位同道和广大读者不吝赐教。

编者

2025 年 7 月

目录

1

乳腺癌
概述

1.1 乳腺癌的流行病学

乳腺癌（breast cancer）是发生于乳腺腺泡上皮或导管上皮的恶性肿瘤，已成为严重威胁女性健康和生命的重大疾病。据世界卫生组织（World Health Organization，WHO）和国际癌症研究中心（International Agency for Research on Cancer，IARC）2022 年全球癌症数据统计，女性乳腺癌发病率仅次于肺癌，为全球第二大癌症，新发病例数约为 230 万，占所有新增癌症病例的 11.6%，约有 66.6 万女性因乳腺癌死亡，占癌症总死亡数的 6.9%，位列全球癌症相关死亡原因的第 4 位[1]。而在女性患者中，乳腺癌是发病率和死亡率均位居首位的恶性肿瘤，新发病例和死亡病例分别占全球女性癌症发病总数和死亡总数的 23.8% 和 15.4%，发病率为 46.8/10 万，死亡率为 12.7/10 万，0～74 岁女性乳腺癌的累积发病风险高达 5.10%[1]。据中国国家癌症中心数据，2022 年中国女性乳腺癌发病例数 35.7 万，占总癌症新发病例数的 7.4%，发病率 35.3/10 万，死亡 7.5 万，死亡率 6.27/10 万，0～74 岁女性乳腺癌的累积发病风险 3.5%。在中国，乳腺癌是女性第 2 大恶性肿瘤，死亡率位居第 5，城市发病率及死亡率均高于农村，城乡和地区间存在差异是中国乳腺癌流行的显著特点[2]。我国乳腺癌患者发病年龄较小，40～49 岁为发病年龄高峰，比西方早 10～15 年。

乳腺癌的大部分病因尚不清楚，明确的是乳腺癌与遗传因素、生活方式、生殖因素、环境因素等密切相关。

① 遗传因素：乳腺癌的发生有家族易感性，有乳腺癌家族史的女性，其发病风险比普通人群高出 2～3 倍，亲属患病年龄越小，其乳腺癌发生的风险越高。另外，与乳腺癌相关的基因有 *BRCA*1、*BRCA*2，这些基因突变，会导致极高的乳腺癌和卵巢癌发病风险。

② 体重指数与运动：研究显示，体重指数（BMI）$\geq 24kg/m^2$ 的女性，其乳腺癌发病风险是 BMI$<24kg/m^2$ 女性的 4 倍。缺乏锻炼和肥胖会增加患乳腺癌的风险。

③ 饮食习惯：高脂、高蛋白、高热量的饮食，尤其是爱吃腌制食品、吸烟和酗酒，都会增加患乳腺癌的风险。

④ 乳腺致密性与良性疾病：研究表明，乳腺致密性较高的女性，患乳腺癌的风险相对高。某些乳腺良性疾病（如不典型增生）使乳腺癌风险增加 3.5～6 倍。

此外，初潮年龄小、停经年龄晚、第一胎足月妊娠年龄大及电离辐射均为乳腺癌的高危因素。

在每年新发乳腺癌患者中，3%～10%的患者在确诊时即被诊断为晚期乳腺癌，而晚期乳腺癌患者的5年生存率仅为20%，总体中位生存时间为2～3年。大量研究表明，筛查可以提高乳腺癌早期诊断率，促进早期治疗，增加治疗成功的机会，从而降低死亡率[3]。20世纪70～80年代，中国女性的乳腺癌早期诊断率和生存率都显著低于欧美国家。随着国家对癌症普查的重视，目前已开展城市癌症早诊早治项目、全国农村妇女“两癌筛查”等项目，随着这些工作的推进，以及中国乳腺癌科普和宣教工作的开展，女性乳腺癌防癌意识逐渐增强，参与乳腺癌早期筛查的女性比例逐年提高，乳腺癌早期诊断率也逐年上升。根据国家“健康中国”战略规划，到2030年将整体癌症5年生存率提升15%，乳腺癌的防治效果对我国整体癌症防控工作具有重要意义。

宁夏医科大学总医院　袁春秀
浙江省肿瘤医院　王晓稼

参考文献

［1］Bray F，Laversanne M，Sung H，et al. Global cancer statistics 2022：GLOBOCAN estimates of incidence and mortality worldwide for 36 cancers in 185 countries［J］. CA Cancer J Clin，2024，74（3）：229-263.

［2］郑荣寿，陈茹，韩冰峰，等 .2022年中国恶性肿瘤流行情况分析［J］. 中华肿瘤杂志，2024，46（3）：221-231.

［3］Oeffinger K C，Fontham E T，Etzioni R，et al. Breast cancer screening for women at average risk：2015 guideline update from the American Cancer Society［J］. JAMA，2015，314（15）：1599-1614.

1.2 乳腺癌的检查和诊断

1.2.1 体格检查

成年女性的乳房在第 2～6 肋骨之间，呈半球形，两侧对称。检查时应光线明亮，充分暴露双乳，两侧对比。患者采取坐位或仰卧位，坐位时双臂自然下垂，仰卧位检查时肩背部可垫小枕抬高胸部。最佳检查时间为月经干净后 7～10d。

1.2.1.1 视诊

(1) 外形 正常女性两侧乳房基本对称，少部分患者由于发育的原因可能略有不对称。肿瘤的浸润可使乳房外形发生改变，出现两侧乳房不对称。局限性隆起或一侧乳房移位可能是肿瘤的临床表现，浅表的肿瘤局部浸润牵拉皮肤可导致肿瘤表面局部凹陷。

(2) 皮肤 观察皮肤有无红肿、橘皮样变、破溃等。皮肤红肿一般多见于乳腺炎，但炎性乳腺癌也伴有皮肤发红及水肿。肿瘤侵及皮下淋巴管，引起皮肤水肿，毛囊孔下陷，呈橘皮样变；肿瘤侵入淋巴管，可形成卫星结节；肿瘤累及 Cooper 韧带使其收缩，引起皮肤凹陷，形成“酒窝征”。部分肿瘤表面皮肤破溃形成溃疡或菜花状。肿瘤广泛浸润时，皮肤可呈暗红色，触感僵硬，呈铠甲样变。

(3) 乳头 观察两侧乳头有无回缩、抬高，乳头乳晕有无糜烂、脱屑。双侧乳头凹陷多见于发育异常。肿瘤侵及乳头或乳晕可使乳头偏向肿瘤，进一步发展可使乳头扁平、回缩、凹陷。乳头糜烂、脱屑，呈湿疹样改变，是 Paget 病（又称乳头乳晕湿疹样癌）的典型表现。乳头溢液可呈水样、血性、乳汁样，血性溢液可见于导管内乳头状瘤，也可见于乳腺癌。

1.2.1.2 触诊

(1) 乳房 触诊时先健侧再患侧，将示指、中指、环指的指腹平放于乳房表面，轻柔地滑行触诊，不能用手指抓捏触诊，避免将正常乳腺组织误认为肿块。以乳头为中心做水平线和垂直线将乳房分为 4 个象限。检查乳房时从外上象限开始，左侧顺时针触诊，右侧逆时针触诊，检查完 4 个象限，最后检查乳头。如患者存在副乳腺，也应该检查，因为副乳腺也可能发生肿瘤。

触诊时注意乳腺的质地、弹性，未哺乳过的乳腺柔软，哺乳后纤维组织松弛，弹性降低，可能有结节感和纤维条索感。触到肿块时，注意肿块的位置、大小、质地、硬度、活动度及形状。一般良性肿瘤，如乳腺纤维腺瘤，常为膨胀性生长，与周围组织无粘连，边界清楚，表面光滑，活动度较大。质地柔软或呈囊性感的肿块常见于良性肿瘤，表面凹凸不平、质地硬的肿块多为恶性肿瘤。乳腺癌常呈浸润性生长，像蟹足样侵及周围乳腺组织，边界不清，形态不规则，通常活动度较差。乳腺恶性肿瘤也常侵及皮肤、与皮肤粘连或侵犯胸大肌，活动度明显变小。

乳头的检查，注意乳头的活动度，是否固定或与肿瘤粘连，可轻拉乳头，两侧对比。检查乳头有无溢液，轻轻挤压乳头可见溢液，多见于乳腺导管内病变，溢液可呈浆液性、乳汁样、血性等。乳腺癌可以出现不同颜色的乳头溢液，但血性溢液提示乳腺癌的可能性更大。溢液涂片细胞学检查有助于诊断和鉴别诊断。

（2）区域淋巴结 腋窝和锁骨上窝是乳腺淋巴引流的重要区域。患者取坐位或仰卧位，检查腋窝淋巴结时，患者前臂稍外展、放松，检查左侧腋窝时，检查者左手托起患者的左臂，用右手由浅入深滑动触诊，检查患者右侧腋窝时用左手触诊；检查锁骨上淋巴结，头稍前倾，检查者用左手触诊患者右侧，用右手触诊患者左侧，由浅及深进行。如触及肿大淋巴结，应注意其部位、大小、质地、数目、活动度、与周围组织有无粘连、局部皮肤有无红肿等情况。淋巴结质硬、活动度差、与周围组织粘连及融合提示淋巴结转移。

1.2.2 实验室检查

如血常规、肝功能、肾功能、电解质、血脂、25-(OH)D、癌胚抗原（carcinoembryonic antigen，CEA）、糖类抗原 15-3（CA15-3）、糖类抗原 125（CA125）等检查。CEA 是从胎儿及结肠癌组织中发现的一种糖蛋白胚胎抗原，属于广谱性肿瘤标志物，在乳腺癌中阳性率为 40%；CA15-3 是一种乳腺癌相关抗原，可作为乳腺癌辅助诊断、术后随访和转移复发的指标，对早期乳腺癌的敏感性较低（60%），对晚期乳腺癌的敏感性为 80%；CA125 是存在于细胞表面的一种糖蛋白抗原，是临床诊断卵巢癌的常用标志物，但在乳腺癌复发转移过程中也有上升，但特异性较差。肿瘤标志物的联合检测可以提高乳腺癌诊断的灵敏度和特异性。

1.2.3 影像学检查

1.2.3.1 乳腺 X 线检查

乳腺 X 线检查已成为乳腺癌筛查最常用的检查方法，对乳腺钙化灶的检出具有优势。乳腺癌的 X 线表现主要包括星芒状或不规则肿块、钙化（不定性钙化、粗糙不均质钙化、细小多形性钙化、细线样或细线样分支状钙化)、不对称、结构扭曲。根据美国放射学会的乳腺影像报告和数据系统(breast imaging reporting and data system,BI-RADS)第5版分类标准,将乳腺病变分为7类。

BI-RADS 0类:需要补充其他影像学检查,进一步评估或与前片比较。

BI-RADS 1类:阴性,无异常发现,恶性的可能性为0。

BI-RADS 2类:有良性发现,恶性的可能性为0。

BI-RADS 3类:只用于几乎可以确定的良性病变,恶性可能性为0~2%。

BI-RADS 4类:恶性的可能性为2%~95%。可细分为:①4A类:恶性的可能性为2%~10%;②4B类:恶性的可能性为10%~50%;③4C类:更怀疑为恶性,恶性的可能性为50%~95%。

BI-RADS 5类:高度怀疑恶性,恶性可能性>95%。

BI-RADS 6类:活检已证实为恶性。

对于BI-RADS 4类(可疑恶性)或5类(高度提示恶性),临床上需要活检或手术干预。

1.2.3.2 乳腺超声检查

乳腺超声检查与X线检查相互补充,作为早期乳腺癌诊断的主要手段,可以提高乳腺癌诊断的准确率。乳腺超声检查病灶的评估也按照美国放射学会的BI-RADS分类进行。超声检查无放射性,对于年轻女性、妊娠期、哺乳期患者具有优势,对于囊性或实性肿块鉴别意义大、定位较准确。但乳腺超声对于小于1cm的肿块及微小钙化灶显示不佳,且与操作者的经验及操作技巧有关,客观性较差。

1.2.3.3 乳腺MRI检查

适应证:①MRI具有较高的软组织对比性,对于致密性乳腺、乳腺X线或超声检查难以明确病变性质时;②有助于准确分期,发现多灶、多中心病变,判断肿瘤侵及范围及浸润深度;③新辅助治疗疗效评估及残余病灶评估;④保乳手术前病变范围的判定、保乳手术后复发的监测;⑤乳房成形术后随访;⑥腋窝淋巴结转移而原发灶不明时的乳腺检查;⑦高危人群乳腺癌的筛查;⑧首诊乳腺癌,对侧乳腺病变的筛查。乳腺MRI的检查结果BI-RADS分类与乳腺X线检查相同。

1.2.4 病理检查和组织学分型

乳腺癌病理检查内容包括肿瘤部位与大小、病理组织学类型、组织学分级、有无脉管侵犯、有无合并原位癌、肿瘤侵犯范围、病灶切缘情况、淋巴结情况。对所有乳腺浸润性癌病例进行雌激素受体(estrogen receptor,ER)、孕激素受体(progesterone receptor，PR）、人表皮生长因子受体 2（human epidermal growth factor receptor 2，HER2）、Ki-67 增殖指数的免疫组织化学染色，HER2 2＋进一步行原位杂交（in situ hybridization，ISH）检测。导管原位癌（ductal carcinoma in situ，DCIS）也进行 ER、PR、Ki-67 及 HER2 检测。

1.2.4.1 乳腺浸润性癌组织学分级

根据是否有腺管结构、细胞核多形性及核分裂象计数 3 项指标进行分级，采用 Nottingham 分级系统。

形态学特征				评分
腺管结构				
占肿瘤成分的多数(＞75％)				1
中等数量(10％～75％)				2
少或无(＜10％)				3
细胞核多形性				
细胞核大小接近正常				1
细胞核中等大小,不规则,大小不一				2
细胞核大,形态多样				3
核分裂象计数				
取决于镜下视野范围				1～3
3 种不同视野范围核分裂象计数举例				
视野直径/mm	0.44	0.55	0.63	
视野面积/mm^2	0.152	0.237	0.312	
核分裂象计数(每 10 HPF 的核分裂象数目)				
	0～5	0～8	0～11	1
	6～11	9～17	12～22	2
	≥12	≥18	≥23	3

注：1. 对腺管结构、细胞核多形性及核分裂象计数 3 项指标分别进行评分。总分为 3～5 分，组织学分级为Ⅰ级；6～7 分，组织学分级为Ⅱ级；8～9 分，组织学分级为Ⅲ级。

2. 视野直径＝视野数/物镜的放大倍数。

1.2.4.2 第五版 WHO 乳腺癌组织学分型

类别	组织学分型
乳头状肿瘤	乳头状导管原位癌
	包被性乳头状癌
	实性乳头状癌(原位或浸润)
	浸润性乳头状癌

续表

类别	组织学分型
小叶原位癌	—
导管原位癌	—
浸润性乳腺癌	浸润性癌,非特殊类型 微浸润性癌 浸润性小叶癌 小管癌 筛状癌 黏液癌 黏液性囊腺癌 浸润性微乳头状癌 伴大汗腺分化的癌 化生性癌
少见肿瘤和涎腺型肿瘤	腺泡细胞癌 腺样囊性癌 分泌性癌 黏液表皮样癌 多形性腺癌 伴有极性反转的高细胞癌
神经内分泌肿瘤	神经内分泌瘤 神经内分泌癌

1.2.4.3 PD-L1检测[1.2]

方法	评分
PD-L1(VENTANA SP142) 免疫细胞评分(IC)	$\frac{\text{PD-L1 阳性细胞区域(淋巴细胞、巨噬细胞、树突状细胞、粒细胞)}}{\text{活的肿瘤细胞区域}}\times 100\%$
PD-L1(DAKO22C3) 综合阳性评分(CPS)	$\frac{\text{PD-L1 阳性细胞数(肿瘤细胞、淋巴细胞、巨噬细胞)}}{\text{活的肿瘤细胞总数}}\times 100\%$

1.2.4.4 肿瘤浸润淋巴细胞（tumor infiltrating lymphocyte，TIL）检测

肿瘤浸润淋巴细胞的评估可为三阴性乳腺癌提供重要的预后信息，在预测治疗

反应方面也可能有一定价值[3]。TIL 分为间质 TIL（stromal TIL，sTIL）和瘤内 TILs（intratumoral TIL，iTIL）。乳腺癌临床实践中推荐报告 sTIL。

宁夏医科大学总医院　袁春秀

浙江省肿瘤医院　王晓稼

参考文献

［1］Holder A M，Dedeilia A，Sierra-Davidson K，et al. Defining clinically useful biomarkers of immune checkpoint inhibitors in solid tumours［J］. Nat Rev Cancer，2024，24（7）：498-512.

［2］国家病理质控中心，中华医学会病理学分会，中国临床肿瘤学会肿瘤病理专家委员会．实体肿瘤 PD-L1 免疫组织化学检测专家共识（2021 版）［J］. 中华病理学杂志，2021，50（7）：710-718.

［3］Roberto A，Leon-Ferre，Sarah Flora Jonas，et al. Tumor infiltrating lymphocytes in triple negative breast Cancer［J］. JAMA，2024，331（13）：1135-1144.

1.3 乳腺癌的分子分型和分期

1.3.1 乳腺癌分子分型

1.3.1.1 基于免疫组化的分子分型

乳腺癌在分子水平上是异质的，不同的基因表达模式可能导致肿瘤生物学行为和预后的差异[1]。目前临床主要使用免疫组织化学（immunohistochemistry，IHC）检测4个肿瘤标志物（ER、PR、HER2和Ki-67），将浸润性乳腺癌分为腔面A型（Luminal-A）、腔面B型（Luminal-B）、HER2过表达和三阴性4种亚型。乳腺癌的分子分型是指导治疗和预期预后的重要依据。

分子分型	指标			
	ER[a]	PR[a,b]	HER2[c]	Ki-67[d]
Luminal-A型	阳性	高表达	阴性	低表达
Luminal-B型（HER2阴性）	阳性	低表达或阴性	阴性	高表达
Luminal-B型（HER2阳性）	阳性	任何	阳性	任何
HER2过表达	阴性	阴性	阳性	任何
三阴性	阴性	阴性	阴性	任何

[a] ER和PR检测判读标准：建议参考ASCO/CAP指南（2020版）[2]，阳性阈值为≥1%，并需要报告浸润成分肿瘤细胞的染色强度和所占百分比，阳性细胞为1%～10%时为ER低水平表达。

[b]可考虑将20%作为PR表达高低的判定界值[3]。

[c]HER2检测判读标准

ⅰ HER2免疫组化检测判读标准：建议参考乳腺癌HER2检测指南（2019版）[4]以及ASCO/CAP推荐HER2检测指南（2018版[5]和2023版[6]）。建议对新发乳腺浸润性癌以及复发或转移性乳腺癌（如标本可及），进行HER2检测。目前大多数研究将IHC 1+和IHC 2+/ISH无扩增者定义为HER2低表达。建议按照指南标准区分IHC 0和IHC 1+，应在高倍（40×）镜下判读区分HER2 IHC 0和1+。对于IHC接近0和1+临界值的病例，可考虑第二位病理医生进行判读。建议采用梯度外对照，并需关注检测前、检测中和检测后的全流程质量控制。

IHC结果	判读标准	HER2状态
0	无染色或10%以内的浸润癌细胞呈现不完整的、微弱的细胞膜染色	阴性
1+	大于10%的浸润癌细胞呈现不完整的、微弱的细胞膜染色	低表达

续表

IHC 结果	判读标准	HER2 状态
2+	大于 10%的浸润癌细胞呈现弱至中等强度、完整细胞膜染色或 10%以内的浸润癌细胞呈现强而完整的细胞染色	结果不确定，需进一步做原位杂交检测或更换标本检测
3+	大于 10%的浸润癌细胞呈现强、完整、均匀的细胞膜染色	阳性

ⅱ HER2 双色原位杂交检测判读标准

HER2/CEP17 比值	平均 HER2 拷贝数/细胞	HER2 状态
<2.0	<4.0	阴性
	≥4.0 且<6.0	建议重新计数至少 20 个细胞并综合分析，如仍为上述结果，判读需结合 IHC： ——3+：阳性 ——0，1+，2+：阴性
	≥6.0	建议增加计数细胞，如结果维持不变，则为阳性
≥2.0	<4.0	建议增加计数细胞，如结果维持不变，则为阴性
	≥4.0	阳性

d Ki-67 的检测：应对所有乳腺浸润性癌进行 Ki-67 的检测，阳性定义为浸润癌细胞核任何程度的棕色染色，并报告阳性染色细胞占比[7]。Ki-67 判定值在不同实验室间可能有差异，可采用 20%～30%或本地实验室的中位值界定 Ki-67 表达水平的高低。

1.3.1.2 基于微阵列的固有分子分型

基于基因表达微阵列数据，将与乳腺癌固有分子分型相关的基因列表简化至 50 个[8,9]。通过 50 个基因的 qRT-PCR 分析，将乳腺癌区分为腔面 A 型、腔面 B 型、HER2 阳性型和基底样型，为患者预后评价和疗效预测提供重要信息。

1.3.1.3 三阴性乳腺癌的分子分型

三阴性乳腺癌是一种异质性肿瘤，可基于基因表达谱分成不同的分子亚型，提示不同的临床结局。Lehmann 等[10]通过分析三阴性乳腺癌的基因表达数据，鉴定了 6 种亚型：基底样 1（basal-like 1，BL1）型、基底样 2（basal-like 2，BL2）型、免疫调节（immunomodulatory，IM）型、间充质（mesenchymal，M）型、间充质干细胞样（mesenchymal stem-like，MSL）型和腔面雄激素受体（luminal androgen receptor，LAR）型。

天津医科大学肿瘤医院　郭晓静　杨壹羚

参考文献

[1] Cancer Genome Atlas N. Comprehensive molecular portraits of human breast tumours [J]. Nature，2012，490 (7418)：61-70.

[2] Allison K H，Hammond M E H，Dowsett M，et al. Estrogen and Progesterone Receptor Testing in Breast Cancer：ASCO/CAP Guideline Update [J]. J Clin Oncol，2020，38 (12)：1346-1366.

[3] Prat A，Cheang M C，Martin M，et al. Prognostic significance of progesterone receptor-positive tumor cells within immunohistochemically defined luminal A breast cancer [J]. J Clin Oncol，2013，31 (2)：203-209.

[4]《乳腺癌 HER2 检测指南》编写组．乳腺癌 HER2 检测指南（2019 版）[J]. 中华病理学杂志，2019，48 (3)：169-175.

[5] Wolff A C，Hammond M E H，Allison K H，et al. Human Epidermal Growth Factor Receptor 2 Testing in Breast Cancer：American Society of Clinical Oncology/College of American Pathologists Clinical Practice Guideline Focused Update [J]. J Clin Oncol，2018，36 (20)：2105-2122.

[6] Wolff A C，Somerfield M R，Dowsett M，et al. Human Epidermal Growth Factor Receptor 2 Testing in Breast Cancer：ASCO-College of American Pathologists Guideline Update [J]. J Clin Oncol，2023，41 (22)：3867-3872.

[7] Nielsen T O，Leung S C Y，Rimm D L，et al. Assessment of Ki-67 in Breast Cancer：Updated Recommendations From the International Ki-67 in Breast Cancer Working Group [J]. J Natl Cancer Inst，2021，113 (7)：808-819.

[8] Parker J S，Mullins M，Cheang M C，et al. Supervised risk predictor of breast cancer based on intrinsic subtypes [J]. J Clin Oncol，2009，27 (8)：1160-1167.

[9] Parker J S，Mullins M，Cheang M C U，et al. Supervised Risk Predictor of Breast Cancer Based on Intrinsic Subtypes [J]. J Clin Oncol，2023，41 (26)：4192-4199.

[10] Lehmann B D，Bauer J A，Chen X，et al. Identification of human triple-negative breast cancer subtypes and preclinical models for selection of targeted therapies [J]. J Clin Invest，2011，121 (7)：2750-2767.

1.3.2 乳腺癌 TNM 分期

乳腺癌分期系统[1]（AJCC 第 8 版）适用于浸润性癌和导管原位癌，根据肿瘤大小（T）、有无区域淋巴结转移（N）和有无远处转移（M）进行评估。临床分期（c）使用临床及影像学信息确定。病理分期（p）主要依据病理学评估。在新辅助治疗后，使用“yp”记录治疗后病理分期。

1.3.2.1 T 分期

临床分期及病理分期多数情况下是一致的，但 pT 分期以显微镜下确认的浸润性癌灶最大径为依据。例如，较大范围的原位癌（如 4cm）和浸润性癌（如 0.5cm）同时存在，依据浸润成分的大小进行病理分期 pT1a。

T—原发肿瘤		
TX	原发肿瘤无法评估(如曾经切除)	
T0	无肿瘤	
Tis	原位癌[a]	
	Tis(DCIS)	导管原位癌
	Tis(LCIS)	小叶原位癌
	Tis(Paget)	乳头 Paget 病,且不伴有乳腺实质的癌(浸润性癌和原位癌)
T1	≤2cm	
	T1mi	微浸润性癌,≤0.1cm[b]
	T1a	>0.1cm 且≤0.5cm
	T1b	>0.5cm 且≤1cm
	T1c	>1cm 且≤2cm
T2	>2cm 且≤5cm	
T3	>5cm	
T4	无论肿瘤大小,直接侵及胸壁或皮肤(溃疡或卫星结节)[c]	
	T4a	侵犯胸壁
	T4b	皮肤溃疡、卫星结节,或皮肤水肿(包括橘皮样变)
	T4c	T4a+T4b
	T4d	炎性乳腺癌[d]

[a] Tis 仅适用于病理分期，AJCC 已排除 pTis（LCIS）分期。

[b] 微浸润性癌是指肿瘤细胞突破基底膜侵入邻近组织，且形成的浸润灶最大径≤0.1cm。当存在多灶微浸润时，浸润灶大小不可累加，建议报告多灶微浸润及浸润灶的最大径。

[c] 仅累及真皮并不符合 T4 的条件。胸壁包括肋骨、肋间肌和前锯肌，但不包括胸肌。

[d] 炎性乳腺癌的特点是乳房红肿，伴有皮肤温度升高，有触痛，皮肤红斑范围超过 1/3 乳房体表面积，多无明确可触及的肿块。

1.3.2.2 N 分期

（1）cN 分期

N—区域淋巴结	
NX	区域淋巴结不能确定(如曾经切除)
N0	无区域淋巴结转移
N1	同侧可活动的Ⅰ、Ⅱ水平腋窝淋巴结转移
N2	同侧腋窝淋巴结转移、固定或相互融合;或仅临床发现同侧内乳淋巴结转移

续表

N3	N3a	同侧锁骨下淋巴结转移
	N3b	同侧内乳淋巴结及腋窝淋巴结转移
	N3c	同侧锁骨上淋巴结转移

（2）pN 分期

pN—区域淋巴结[a]		
pNX	区域淋巴结不能确定（如曾经切除或手术未包括该部位）	
pN0	无区域淋巴结转移	
	pN0(i+)	仅存在孤立肿瘤细胞（ITCs，≤0.2mm 或 200 个肿瘤细胞）
	pN0(mol+)	RT-PCR 检测阳性，常规病理学检测无 ITCs
pN1	pN1mi	微转移，0.2～2mm
	pN1a	1～3 个同侧腋窝淋巴结转移且至少 1 个转移灶＞2mm
	pN1b	仅内乳前哨淋巴结镜下转移，但临床无发现
	pN1c	pN1a+pN1b
pN2	pN2a	4～9 个同侧腋窝淋巴结转移且至少 1 个转移灶＞2mm
	pN2b	临床发现内乳淋巴结转移，无腋窝淋巴结转移
pN3	pN3a	≥10 个同侧腋窝淋巴结转移且至少 1 个转移灶＞2mm； 或锁骨下/Ⅲ水平淋巴结转移
	pN3b	pN1a 或 pN2a+cN2b； 或 pN2a+pN1b
	pN3c	同侧锁骨上淋巴结转移

[a] pN（sn）——前哨淋巴结（淋巴结数目＜6 个）病理分期。

1.3.2.3 M 分期

M—远处转移		
M0	没有远处转移的临床或影像学证据	
	cM0(i+)	没有远处转移的临床或影像学证据，但 CTC、骨髓等分子或镜下检测到≤0.2mm 的转移灶
M1	有远处转移	
	pM1	组织学确认转移且转移灶＞0.2mm

注：M 是临床状态，pMX、pM0 是非有效分期。

1.3.2.4 ypTNM 分期

ypT—新辅助治疗后原发肿瘤	
ypTX	原发肿瘤无法评估
ypT0	无肿瘤；或仅存脉管癌栓（未达病理学完全缓解，non-pCR）
ypTis	仅残留导管原位癌
其余 ypT 分期标准同上，多个浸润灶以 ypT(m)表示	
ypN—新辅助治疗后区域淋巴结	
ypN0	无区域淋巴结转移
ypN0(i+)	仅存在孤立肿瘤细胞（ITCs，≤0.2mm 或 200 个肿瘤细胞），non-pCR
其余 ypN 分期标准同上	
ypM	新辅助治疗患者 M 分期依据治疗前的类别原则。如果患者治疗前有远处转移（M1），则患者即被指定为 M1。治疗前评估显示没有转移的情况下，治疗开始后出现远处转移属于疾病进展

1.3.2.5 分期系统

0 期	Tis	N0	M0
ⅠA 期	T1	N0	M0
ⅠB 期	T0，T1	N1mi	M0
ⅡA 期	T0，T1	N1	M0
ⅡB 期	T2	N0	M0
	T2	N1	M0
	T3	N0	M0
ⅢA 期	T0，T1，T2	N2	M0
	T3	N1，N2	M0
ⅢB 期	T4	N0，N1，N2	M0
ⅢC 期	任何 T	N3	M0
Ⅳ期	任何 T	任何 N	M1

注：T1 包括 T1mi。

天津医科大学肿瘤医院　杨壹羚
天津医科大学肿瘤医院　郭晓静

参考文献

[1] Amin M B, Edge S B, Greene F L, et al. AJCC TNM Cancer Staging Manual [M]. 8th ed. New York: Springer Publishing Company, 2017.

2

乳腺癌
药物治疗原则

2.1 化疗原则

2.1.1 新辅助化疗

2.1.1.1 新辅助化疗的目的

①针对不可手术的患者通过新辅助化疗，使肿瘤缩小降期成为可手术的患者；②针对可手术但不能行保乳或保腋窝手术的患者，使肿瘤缩小降期达到能行保乳或保腋窝手术；③根据新辅助治疗的疗效，获得药物的敏感性信息，提示预后以及指导术后辅助治疗。

2.1.1.2 新辅助化疗的适应证

①肿瘤较大（直径＞5cm）；②腋窝淋巴结转移；③HER2 阳性且肿瘤直径≥2cm；④三阴性乳腺癌且肿瘤直径≥2cm；⑤可手术，有保乳或保留腋窝的意愿，但未达到保乳或保留腋窝条件。

2.1.1.3 新辅助化疗后的病理评估

（1）MP（Miller&Payne）评估系统[1] 通过比较治疗前粗针穿刺标本与治疗后的手术标本，评估乳腺癌原发灶残余浸润性肿瘤的细胞丰富程度，但 MP 系统不适合淋巴结的分级评估，建议同时增加对淋巴结的病理评估。

MP 分级	组织学改变
1 级(G1)	浸润癌细胞无改变或仅个别癌细胞发生改变，癌细胞数量总体未减少
2 级(G2)	浸润癌细胞轻度减少，但总数量仍高，癌细胞减少小于 30%
3 级(G3)	浸润癌细胞减少 30%～90%
4 级(G4)	浸润癌细胞显著减少(超过 90%)，仅残存散在的小簇状癌细胞或单个癌细胞
5 级(G5)	原肿瘤瘤床部位已无浸润癌细胞，但可存在导管原位癌

（2）RCB（residual cancer burden）评估系统[2,3] RCB 系统是国际乳腺协作组推荐评估新辅助治疗疗效的另一种方法，适用于不同亚型乳腺癌治疗后的病理评估，包括 5 项病理参数：①原发灶残余肿瘤范围；②残余肿瘤细胞密度；③原位癌所占比例；④阳性淋巴结个数；⑤淋巴结转移癌最大径。将 5 项参数输入网络计算器，获得 RCB 指数及对应的 RCB 分级。

RCB 分级	评价标准
0	浸润病灶已达病理学完全缓解(pCR)
Ⅰ	少量肿瘤残留,浸润病灶部分缓解
Ⅱ	中等量肿瘤残留,浸润病灶部分缓解
Ⅲ	广泛病灶残留

(3)病理学完全缓解(pCR)的定义

① total pCR(tpCR):乳腺原发灶无浸润性癌(可存在导管原位癌)且区域淋巴结无癌细胞,即原发灶 MP5 级且淋巴结阴性,或 RCB 分级 0 级。残留乳腺脉管内浸润性肿瘤或仅淋巴结内残余浸润性肿瘤均不能判定为 pCR。可以允许乳房原发灶内有导管原位癌残留。

② breast pCR(bpCR):乳腺原发灶在新辅助治疗后无浸润性癌残留。

中国医学科学院肿瘤医院　王　雪

宁夏回族自治区人民医院　刘新兰

参考文献

[1] Ogston K N, Miller I D, Payne S, et al. A new histological grading system to assess response of breast cancers to primary chemotherapy: prognostic significance and survival [J]. Breast, 2003, 12 (5): 320-327.

[2] Symmans W F, Peintinger F, Hatzis C, et al. Measurement of residual breast cancer burden to predict survival after neoadjuvant chemotherapy [J]. J Clin Oncol, 2007, 25 (28): 4414-4422.

[3] Symmans W F, Wei C, Gould R, et al. Long-Term Prognostic Risk After Neoadjuvant Chemotherapy Associated With Residual Cancer Burden and Breast Cancer Subtype [J]. J Clin Oncol, 2017, 35 (10): 1049-1060.

2.1.2 辅助化疗

2.1.2.1 复发风险评估

危险度[1]	鉴别要点	
	区域淋巴结转移	其他情况
低危	阴性	同时具备以下条件:① pT≤2cm;②组织学Ⅰ级;③脉管瘤栓阴性;④HER2 阴性;⑤年龄>35 岁;⑥ER 和/或 PR 阳性;⑦Ki-67≤20%或实验室中位值
		ER 阳性、HER2 阴性时,不满足上述条件但多基因检测低危

续表

危险度[1]	鉴别要点	
	区域淋巴结转移	其他情况
中危	不符合低危和高危的情况	
高危	1～3 个阳性	ER 和/或 PR 阳性且 HER2 阴性时，满足以下条件之一：①组织学Ⅲ级；②pT＞5cm；③多基因检测高危
		ER 阴性且 PR 阴性；或 HER2 阳性
	≥4 个阳性	任何情况

2.1.2.2 不同分子分型辅助化疗原则

危险度	激素受体阳性 HER2 阴性	HER2 阳性	三阴性
低危	豁免化疗	不适用	不适用
中危（pN0）	①T3 及以上：推荐化疗。 ②T1b～T2：考虑多基因检测工具，目前主要为 21 基因[2,3]或 70 基因检测[4,5]。 21 基因：年龄＞50 岁且 RS＞25，推荐化疗； 21 基因：年龄≤50 岁且 RS≤16，推荐化疗； 70 基因：临床高风险，70 基因高风险，推荐化疗； 70 基因：临床高风险，70 基因低风险且年龄≤50 岁，考虑化疗。 ③T1b～T2：未行多基因检测，具有以下特征之一的可考虑化疗——ER 低表达，组织学 3 级，脉管瘤栓阳性，年龄≤35 岁，高 Ki-67。 ④T1a：原则上豁免化疗，当伴有多个风险因素时可根据个体情况综合考虑	①T1c 及以上：推荐； ②T1a～b：考虑； ③T1mic：原则上不考虑，需个体化综合评估，如年龄、脉管瘤栓、是否多灶等情况	①T1c 及以上：推荐； ②T1a～b：考虑； ③T1mic：原则上不考虑，需个体化综合评估，如年龄、脉管瘤栓、是否多灶等情况
中危（pN1）	①推荐化疗。 ②T1～2 且接受 21 基因或 70 基因检测时，如下情况可考虑豁免化疗： 21 基因：RS≥11； 70 基因：临床高风险，70 基因低风险且年龄＞50 岁	推荐化疗	推荐化疗
高危	推荐化疗	推荐化疗	推荐化疗

中国医学科学院肿瘤医院　王　雪
宁夏回族自治区人民医院　刘新兰

参考文献

[1] 中国抗癌协会乳腺癌专业委员会，中华医学会肿瘤学分会乳腺肿瘤学组．中国抗癌协会乳腺癌诊治指南与规范（2024 年版）[J]. 中国癌症杂志，2023，33（12）：1092-1187.

[2] Sparano J A，Gray R J，Makower D F，et al. Adjuvant Chemotherapy Guided by a 21-Gene Expression Assay in Breast Cancer [J]. N Engl J Med，2018，379（2）：111-121.

[3] Andre F，Ismaila N，Henry N L，et al. Use of Biomarkers to Guide Decisions on Adjuvant Systemic Therapy for Women With Early-Stage Invasive Breast Cancer：ASCO Clinical Practice Guideline Update-Integration of Results From TAILORx [J]. J Clin Oncol，2019，37（22）：1956-1964.

[4] Cardoso F，van't Veer L J，Bogaerts J，et al. 70-Gene Signature as an Aid to Treatment Decisions in Early-Stage Breast Cancer [J]. N Engl J Med，2016，375（8）：717-729.

[5] Piccart M，van't Veer L J，Poncet C，et al. 70-gene signature as an aid for treatment decisions in early breast cancer：updated results of the phase 3 randomised MINDACT trial with an exploratory analysis by age [J]. Lancet Oncol，2021，22（4）：476-488.

2.1.3 晚期乳腺癌化疗

（1）晚期乳腺癌或进展期乳腺癌（advanced breast cancer，ABC） 包括不可进行根治性手术的局部进展期乳腺癌（locally advanced breast cancer，LABC）和转移性乳腺癌（metastatic breast cancer，MBC），属于可治疗但通常不可治愈的疾病。

（2）晚期乳腺癌治疗目的 延缓疾病进展，延长生存时间，提高生活质量。

（3）晚期乳腺癌治疗原则 尽可能在治疗前对复发或转移灶进行活检，明确或重新评估分子分型；如无法获得复发或转移灶时，建议对原发灶的病理情况进行再次确认。针对晚期患者应采取全身药物治疗为主的综合治疗，化疗是最常用的治疗手段，不同分子亚型的乳腺癌在疾病发展的不同阶段都会应用化疗，化疗通常作用强、显效较快，但对肿瘤的选择性差，药物不良反应较明显。

初始Ⅳ期乳腺癌局部治疗的价值尚不明确，以缓解症状为目的时可行原发灶切除，或当肿瘤在全身药物治疗效果好如低肿瘤负荷、寡转移尤其是仅有骨转移时亦可考虑原发灶手术。

中国医学科学院肿瘤医院　王　雪
宁夏回族自治区人民医院　刘新兰

2.1.4 化疗药物剂量及调整的原则

2.1.4.1 化疗药物的用药剂量

多数化疗药物的治疗窗狭窄，在组成联合方案时尤其需要谨慎确定剂量，依据Ⅰ期研究剂量爬坡，并根据患者的体表面积计算具体用量[1]。计算剂量并非一成不变，在治疗中需要根据患者发生的不良反应按剂量梯度递减。在治疗初始，即需要根据患者年龄、伴随疾病等进行剂量调整，以保证治疗安全有效地进行。药物剂量调整也不能随意而为，细胞毒药物疗效多数是跟剂量呈线性相关的，在患者能耐受的前提下，应尽量给予充足剂量以保证疗效，减量应该有充分的理由并遵循统一严格的方案。目前描述剂量使用情况的度量单位仍为剂量强度（dose intensity，DI)，是指单位时间内给予的药物剂量，单位为 $mg/(m^2 \cdot w)$。近年来一个新的趋向是重视剂量密度（dose density)，即强调密集治疗使缓解更为稳定[2]。

2.1.4.2 化疗药物剂量调整的原则

(1) 遵循个体化原则 多年来由于患者的机体状况不同、肿瘤的不均一性(heterogeneity)，个体化精准给药是临床治疗的基本原则之一。化疗药物的剂量需参考患者的肿瘤负荷、骨髓和肝肾功能决定[3]。根据药物代谢曲线的曲线下面积(AUC) 具体计算患者的合适剂量，从而达到最大耐受剂量（MTD)，取得最大疗效并避免不可耐受的毒性。治疗规范并不是僵化的体系，往往根据不同的病情分别讨论最佳的治疗方案，即使在同样的情况下不同患者的化疗用药剂量差异也可能很大，所以具体情况具体分析就十分必要。用药剂量个体化的意义在于使患者得到最合适的治疗。

(2) 根据化疗不良反应调整用药剂量 密切关注不良反应，不可盲目提高或降低剂量[4]。治疗中出现以下情况时需暂时停药或延迟用药，甚至永久停药，具体原则如下：当出现 3 级以上非血液学毒性（脱发除外）和 4 级血液学毒性（如中性粒细胞减少、血小板减少）或可逆性器官毒性（如轻度肝损伤、可控的感染性发热）时，应停止用药，待毒性恢复至≤1 级（非血液学毒性）或≤2 级（血液学毒性）后，可恢复用药，但需按以下策略进行调整——首次因不良反应停药，恢复用药剂量在原剂量基础上减少 15%～25%，再次发生因不良反应停药后，恢复用药时药物剂量应减少 25%～50%或更换用药方案。恢复用药时间通常需在停药后 1～2 周，具体间隔时间需根据毒性恢复情况进行个体化评估。当出现不可逆器官损伤(如心肌病、肺纤维化、肾衰竭)、药物累积剂量达上限（如多柔比星联合用药时≥$400mg/m^2$）或危及生命的并发症（消化道穿孔、休克、不可控出血）时，应终止当前方案，永久停药，并根据病情选择替代治疗[5]。另外，部分药物如蒽环类、博来霉素等到达累积限制剂量后不能应用。如果临时更改化疗方案，须说明原因并在病历中详细记录。

（3）根据不同给药途径调整用药剂量 细胞周期非特异性药物（cell cycle non-specific agents，CCNSA），像烷化剂、铂类药物对肿瘤细胞的作用强且迅速，能够快速杀灭癌细胞；而细胞周期特异性药物（cell cycle specific agents，CCSA），例如抗代谢药、紫杉类，作用相对较弱且缓慢，需要一定时间才能发挥功效。CCNSA 的剂量反应曲线接近直线，在人体能够耐受的毒性限度内，它的杀伤能力会随着剂量的增加而提升，其疗效主要取决于药物浓度（C），因此临床上常采用单次大剂量静脉或动脉推注的方式，以便快速达到峰值浓度。例如，环磷酰胺的常规剂量是 600～1000mg/m^2 单次推注，如果患者耐受情况良好，且需要增强治疗效果，剂量可增加至 1200mg/m^2，但要密切监测是否有出现骨髓抑制及出血性膀胱炎的风险[6,7]。口服给药剂量则为每日 2～4mg/kg，连用 10～14d，休息 1～2 周重复，临床上常用剂量为 50～100mg/d。CCSA 的剂量反应曲线是一条渐近线，在小剂量时近似直线，然而达到一定剂量后就不再上升，会出现平坡，相对而言，在影响疗效的因素中，作用时间（T）是关键因素，因此，需要延长给药时间，常见的方式有持续静脉滴注、分次口服或肌内注射。以 5-氟尿嘧啶为例，常规方案是 1200mg/m^2 持续输注 46～48h，若患者出现严重黏膜炎，可调整为 800mg/m^2 输注 72h，或者采用分次给药的方式 300～500mg/m^2，连用 3～5d，每次静脉滴注时间不得少于 6～8h，从而减少毒性。腹腔内注射按 500～600mg/m^2，每周 1 次，2～4 次为 1 个治疗周期。因此，为了让化疗药物发挥出最大效用，CCNSA 适合静脉或动脉内 1 次推注；CCSA 则适宜缓慢滴注、肌内注射或口服，并且要根据不同的给药途径调整相应剂量。如果 CCNSA 与 CCSA 联合使用，通常先推注 CCNSA（如多柔比星），再持续输注 CCSA（如紫杉醇），这样可以利用药物浓度与作用时间的协同效应。

（4）根据治疗目的调整用药剂量 在选择药物剂量时，应区别治疗的目的是根治还是姑息。如果以姑息治疗为目的制订治疗具体方案时，选择的药物剂量应以不给患者带来很大风险和痛苦为主要目的，必须衡量治疗可能导致的得失[8]。但在根治性治疗时，建议给予足量及联合用药，最大限度地消灭肿瘤细胞，并采用必要的巩固和强化治疗，以期达到治愈的效果。

河北医科大学第一医院　吕雅蕾

湖南省肿瘤医院　欧阳取长

参考文献

[1] North B，Kocher H M，Sasieni P. A new pragmatic design for dose escalation in phase 1 clinical trials using an adaptive continual reassessment method [J]. BMC cancer，2019，19：1-10.

[2] Matikas A，Möbus V，Greil R，et al. Tailored dose-dense versus standard adjuvant chemotherapy for high-risk early breast cancer：end-of-study results of the randomized PANTHER trial [J]. Journal of Clinical Oncology，2024，42 (26)：3077-3082.

[3] Krens S D，Lassche G，Jansman F G A，et al. Dose recommendations for anticancer drugs in patients with renal or hepatic impairment [J]. The Lancet Oncology，2019，20 (4)：e200-e207.

[4] Kuderer N M，Desai A，Lustberg M B，et al. Mitigating acute chemotherapy-associated adverse events in patients with cancer [J]. Nature Reviews Clinical Oncology，2022，19 (11)：681-697.

[5] 方青芳，裘友好，杨国浓．聚乙二醇多柔比星脂质体联合化疗治疗晚期恶性肿瘤临床观察 [J]. 中国现代应用药学，2011，28 (6)：575-578.

[6] Que L，He L，Yu C，et al. Activation of Nrf2-ARE signaling mitigates cyclophosphamide-induced myelosuppression [J]. Toxicology letters，2016，262：17-26.

[7] Zirak M R，Karimi G，Rahimian R，et al. Tropisetron ameliorates cyclophosphamide-induced hemorrhagic cystitis in rats [J]. European Journal of Pharmacology，2020，883：173310.

[8] van Merendonk L N，Crul M. Deprescribing in palliative patients with cancer：a concise review of tools and guidelines [J]. Supportive Care in Cancer，2022，30 (4)：2933-2943.

2.2 内分泌治疗原则

2.2.1 新辅助内分泌治疗

研究表明，新辅助治疗（neoadjuvant therapy，NAT）可使肿瘤降期，在不影响生存率的前提下增加保乳和保腋窝手术的可能性；NAT 还可通过定期评估肿瘤大小来评估肿瘤对药物的体内反应，从而指导后期治疗。在局部晚期的乳腺癌患者中，特别是对于人表皮生长因子受体 2（HER2）阳性型和三阴性乳腺癌，NAT 已取得重大成就，新辅助化疗（neoadjuvant chemotherapy，NCT）或联合靶向治疗可使 25%～55%的患者获得病理学完全缓解（pathological complete remission，pCR）。而乳腺癌属于激素依赖性肿瘤，其中约 75%为激素受体（hormone receptor，HR）阳性型。此类乳腺癌通常被认为对化疗不太敏感，尤其是 HR＋且 HER2－的患者，其 pCR 率较低，为 5%～20%。内分泌治疗在 HR＋乳腺癌中占据重要地位。

2.2.1.1 新辅助内分泌治疗的目的

① 针对不可手术的患者通过新辅助内分泌治疗（neoadjuvant endocrine therapy，NET），使肿瘤缩小降期成为可手术的患者；

② 针对可手术但不能行保乳或保腋窝手术的患者，使肿瘤缩小降期达到能行保乳或保腋窝手术；

③ 根据新辅助内分泌治疗的疗效，获得药物的敏感性信息，提示预后以及指导术后辅助治疗。

2.2.1.2 新辅助内分泌治疗的原则

① 新辅助内分泌治疗适用于需要新辅助治疗、暂时不适合手术或化疗的人群，绝经后、激素受体高表达、低 Ki-67 指数者更能从新辅助内分泌治疗中获益。新辅助内分泌治疗的敏感性可能为指导后续治疗提供重要信息。

② 绝经后乳腺癌新辅助内分泌治疗推荐应用芳香化酶抑制剂（AI）。新辅助内分泌治疗联合 CDK4/6 抑制剂与新辅助化疗的临床疗效和生存相当，可以作为不适合新辅助化疗患者的初始治疗。对于新辅助化疗疗效欠佳、不良反应不能耐受的患

者，新辅助内分泌治疗联合CDK4/6抑制剂可以作为重要的治疗选择。

③ 新辅助内分泌治疗不作为绝经前患者的常规选择，如有化疗禁忌，或新辅助化疗后疗效欠佳、不良反应不能耐受，在给予卵巢功能抑制（OFS）的情况下，可以参照绝经后乳腺癌新辅助内分泌治疗推荐。

④ 新辅助内分泌治疗期间，建议每8周进行乳腺病灶和区域淋巴结评估，包括查体、超声检查和乳腺动态增强磁共振成像（MRI）。可以结合治疗前后Ki-67指标的变化，评价患者对新辅助内分泌治疗的反应，并指导后续治疗决策。

⑤ 新辅助内分泌治疗的最佳起效时间是4～6个月，因此对于治疗有效且不良反应可耐受的患者，可以持续治疗至6个月或可手术时。

⑥ 完成新辅助内分泌治疗以及手术的患者，综合治疗前临床分期、术后病理分期、分子分型、患者对内分泌治疗的反应以及患者的身体状况，权衡风险和获益，决定是否给予辅助化疗。对于复发风险不高、对新辅助内分泌治疗反应性好（达ORR或Ki-67＜10％）的患者，可考虑化疗降阶或豁免。对于合并高复发风险因素的患者，需结合患者身体情况选择合适的辅助化疗方案。

2.2.1.3 新辅助内分泌治疗的适宜人群

新辅助内分泌治疗，适用于需要术前新辅助治疗而又不适合化疗、暂时不适合手术或无须即刻手术的HR阳性乳腺癌患者。HR阳性乳腺癌新辅助化疗的病理学完全缓解率低于10％。新辅助内分泌治疗相关临床研究和荟萃分析提示[1]，新辅助内分泌治疗和新辅助化疗的影像学缓解率和保乳率基本相当，AI新辅助内分泌治疗的影像学缓解率显著优于TAM。绝经后、激素受体高表达、低Ki-67指数者更容易从新辅助内分泌治疗中获益。在新辅助内分泌治疗中，AI是绝经后乳腺癌患者的首选治疗。

近年来，CDK4/6抑制剂在新辅助治疗中也展示部分疗效，但多为Ⅱ期探索性研究，PALLET研究[2]入组标准为超声下大于2cm的ER＋、HER2－的绝经后早期乳腺癌患者，将其随机分入四组，评估新辅助治疗时CDK4/6抑制剂哌柏西利联合来曲唑对比单药来曲唑的疗效。neoMONARCH研究[3]纳入了Ⅰ～ⅢB期HR＋/HER2－绝经后乳腺癌患者，评估与阿那曲唑单药治疗相比，阿贝西利单药治疗和与阿那曲唑联合治疗的生物学及临床效应。PALLET和neoMONARCH研究结果显示，与单药AI相比，CDK4/6抑制剂联合AI治疗组Ki-67指数显著下降，细胞周期完全停滞率更高。NeoPAL研究[4]是第一个评估CDK4/6抑制剂联合内分泌治疗（来曲唑＋哌柏西利）对比化疗作为高危局部晚期乳腺癌新辅助治疗的Ⅱ期研究，研究纳入ER＋、HER2－、淋巴结阳性的Ⅱ～Ⅲ期绝经后女性乳腺癌患者。CORALLEEN研究[5]纳入Ⅰ～ⅢA期、MRI下原发瘤体直径至少2cm、HR＋/HER2－、Luminal B型女性乳腺癌患者，比较了新辅助治疗瑞波西利联合来曲唑与以蒽环类药物和紫杉类药物为基础的化疗的疗效。NeoPAL[12]和 CORALLEEN 研究[5]提示 AI 联合 CDK4/6 抑制剂的新辅助内分泌治疗可以达到和新辅助化疗相似的客观缓解率（objective response rate，ORR）。新辅助内分泌治疗的敏感性有助于指导（新）辅助化疗的降阶或豁免，常用的评估指标包括 Ki-67 和术前新辅助内分泌预后指数（preoperative endocrine therapy prognosis index，PEPI）。WSG-ADAPT-HR＋/HER2－研究[6]入组标准为女性患者＞18 岁、ER＋和/或 PR＋（＞1％）、HER2－、单侧早期乳腺癌、cT1～4c、cN0～3。ACOSOG Z1031B 研究[15]纳入了Ⅱ期或Ⅲ期绝经后 ER 阳性的乳腺癌患者。WSG-ADAPT-HR＋/HER2－研究[6]和 ACOSOG Z1031B 研究[7]结果支持新辅助内分泌治疗 2～4 周后 Ki-67 低于 10％以及基因检测低风险的人群豁免化疗。

河北医科大学第一医院　吕雅蕾

湖南省肿瘤医院　欧阳取长

参考文献

［1］ Spring L M，Gupta A，Reynolds K L，et al. Neoadjuvant endocrine therapy for estrogen receptor-positive breast cancer：a systematic review and meta-analysis［J］. JAMA Oncol，2016，2（11）：1477-1486.

［2］ Johnston S，Puhalla S，Wheatley D，et al. Randomized phase Ⅱ study evaluating palbociclib in addition to letrozole as neoadjuvant therapy in estrogen receptor-positive early breast cancer：PALLET trial［J］. J Clin Oncol，2019，37（3）：178-189.

［3］ Hurvitz S A，Martin M，Press M F，et al. Potent cell-cycle inhibition and upregulation of immune response with abemaciclib and anastrozole in neoMONARCH，phase Ⅱ neoadjuvant study in HR＋/HER2-breast cancer［J］. Clin Cancer Res，2020，26（3）：566-580.

［4］ Cottu P，D'Hondt V，Dureau S，et al. Letrozole and palbociclib versus chemotherapy as neoadjuvant therapy of high-risk luminal breast cancer［J］. Ann Oncol，2018，29（12）：2334-2340.

［5］ Prat A，Saura C，Pascual T，et al. Ribociclib plus letrozole versus chemotherapy for postmenopausal women with hormone receptor-positive，HER2-negative，luminal B breast cancer（CORALLEEN）：an open-label，multicentre，randomised，phase 2 trial［J］. Lancet Oncol，2020，21（1）：33-43.

［6］ Nitz U A，Gluz O，Kümmel S，et al. Endocrine therapy response and 21-Gene expression assay for therapy guidance in HR＋/HER2-early breast cancer［J］. J Clin Oncol，2022，40（23）：2557-2567.

[7] Ellis M J, Suman V J, Hoog J, et al. Ki67 Proliferation index as a Tool for chemotherapy decisions during and after neoadjuvant aromatase inhibitor treatment of breast cancer: results from the american college of surgeons oncology group Z1031 trial (Alliance) [J]. J Clin Oncol, 2017, 35 (10): 1061-1069.

2.2.2 辅助内分泌治疗

2.2.2.1 辅助内分泌治疗的原则和适应证

辅助内分泌治疗是针对激素受体阳性（HR+）乳腺癌患者的重要治疗策略。乳腺癌的内分泌治疗经历了百年发展历史，他莫昔芬（Tamoxifen，TAM）、芳香化酶抑制剂（aromatase inhibitors，AI）是乳腺癌辅助内分泌治疗的基本药物。这些药物通过阻断雌激素的作用，显著降低了激素受体阳性患者的复发风险。一系列临床研究证实，对于中高复发风险患者，通过强化和延长辅助内分泌治疗，可以进一步改善早期乳腺癌患者的生存。近年来，随着细胞周期蛋白依赖性激酶 4/6（CDK4/6）抑制剂的问世，辅助内分泌治疗的前景更加广阔，为更多患者提供了优化治疗的可能性。

2.2.2.2 辅助内分泌治疗的策略

（1）绝经前辅助内分泌治疗 绝经前 HR+乳腺癌患者的标准辅助内分泌治疗方案是 5 年 TAM 治疗。TAM 通过竞争性抑制雌激素受体的活性，降低肿瘤细胞对雌激素的依赖性。关于辅助内分泌治疗 TAM 的 EBCTCG 荟萃分析[1]汇总了 20 项 TAM 5 年辅助内分泌治疗雌激素受体阳性早期乳腺癌患者的试验数据，目的在于探究 5 年 TAM 辅助内分泌治疗相比未行辅助内分泌治疗的疗效。结果显示，与对照组相比，5 年 TAM 治疗可显著降低患者的复发（RR=0.61，95%CI 0.57～0.65；$P<0.00001$）和死亡风险（RR=0.70，95%CI 0.64～0.75；$P<0.0001$）。卵巢功能抑制（OFS）在绝经前 HR+乳腺癌患者的辅助内分泌治疗中占据重要地位。SOFT 研究[2]是一项随机Ⅲ期试验，共纳入 3066 例绝经前 HR+患者，随机分为 TAM 5 年、TAM+OFS 5 年、AI+OFS 5 年治疗组，其 5 年随访结果显示，TAM 或 AI+OFS 可改善 5 年生存率（DFS）（84.7% vs. 86.6% vs. 89%）。TEXT-SOFT 联合分析[3]结果则为 OFS 联合治疗最佳拍档问题给出了答案，研究显示 OFS+AI 较 OFS+TAM 治疗为 HR+乳腺癌患者带来更大生存获益并在 12 年随访中持续存在［DFS 绝对获益率为 4.6%（HR=0.79，95%CI 0.70～0.90）］。ASTRRA 研究[4]也得到了同样的结论，8 年随访数据显示：相比 TAM 单药，OFS+TAM 显著降低绝经前 HR+乳腺癌患者的 DFS（HR=0.67；$P=$

0.0027），DFS 绝对获益为 5.2%（85.4% vs. 80.2%）。

ATLAS[5] 和 aTTom 研究[6] 进一步确认了绝经前 HR+乳腺癌辅助内分泌延长治疗的重要性，特别是对于具有高危复发风险因素的患者。ATLAS 研究旨在评估 TAM 10 年的疗效是否优于标准的 5 年治疗，研究纳入已完成 TAM 5 年治疗的 ER 阳性乳腺癌患者，按 1∶1 随机分配为对照组和继续 TAM 治疗满 10 年组，结果显示相较于 TAM 5 年治疗（对照组），TAM 10 年的延长治疗降低了乳腺癌的复发风险（RR=0.84，95%CI 0.76～0.94；P=0.002）和死亡风险（RR=0.83，95% CI 0.72～0.96；P=0.01）。此外，当高危 HR+乳腺癌患者完成 5 年 TAM 辅助治疗时，处于绝经状态，可以考虑进行 5 年 AI 辅助治疗。MA.17 研究[7] 共纳入了 5170 例患者，在完成 5 年 TAM 治疗后，随机接受来曲唑或安慰剂治疗 5 年。4 年随访结果显示，来曲唑组和安慰剂组的 DFS 率分别为 93% 和 87%。对侧乳腺癌的发生率改善了 0.18%（0.30% vs. 0.48%）。

（2）绝经后辅助内分泌治疗 ATAC 研究[8] 开启了绝经后 HR+乳腺癌患者的辅助内分泌治疗 AI 时代，证明 5 年 AI 用于 HR+早期患者，可较 5 年 TAM 治疗显著降低复发风险（HR=0.84，95%CI 0.75～0.93；P=0.001），此后的 BIG1-98 研究[9] 也获得相似结果；MA.27 研究[10] 则显示 5 年甾体 AI 和非甾体 AI 治疗获益相当。基于这些研究证据，5 年 AI 成为绝经后早期 HR+乳腺癌患者的标准辅助内分泌治疗。

绝经后 HR+乳腺癌患者的辅助内分泌延长治疗的必要性也得到了进一步证实，MA.17R 研究[11] 将既往接受过 4.5～6 年的 AI 辅助治疗（初始应用 AI 或 TAM 序贯 AI）的乳腺癌患者，入组后随机分组接受来曲唑或安慰剂继续治疗 5 年。中位随访 75 个月，来曲唑组患者的无病生存率显著高于安慰剂对照组。5 年 DFS 率为 95% vs. 91%（P=0.01），对侧乳腺癌发生率在来曲唑组和安慰剂组为 0.21% vs. 0.49%（P=0.007）。DATA 研究[12]（前瞻性、随机、开放标签的Ⅲ期临床试验）则进一步探讨了延长治疗的具体时间窗，符合入组标准的患者在经过 2～3 年 TAM 辅助治疗后，如无复发转移则按照 1∶1 随机分配至阿那曲唑治疗 3 年组或 6 年组。结果显示，与 3 年组相比，6 年组在特定高危亚组（如淋巴结转移、肿块≥2cm、ER/PR 均阳性患者）中显著提高了 10 年 DFS 率（70.0% vs. 56.4%；HR=0.64，95%CI 0.47～0.88；P=0.005）。然而，关于长时间内分泌治疗，目前存在一定争议，因为延长治疗时间意味着在提高疗效的同时会增加不良反应，并非所有患者都能最终获益，临床中应根据患者情况进行个体化处理。

（3）辅助内分泌强化治疗 对于淋巴结阳性等高危患者，接受辅助化疗和 AI 内分泌治疗后仍有较高的复发风险，辅助内分泌强化治疗为这类患者提供了新的选择。

CDK4/6 抑制剂在 HR+乳腺癌辅助内分泌强化治疗中进行了积极探索。

monarchE[13]是第一个奠定 CDK4/6 抑制剂在 HR＋早期乳腺癌术后辅助强化治疗地位的研究。2023 年 ESMO 上公布的研究数据显示，中位随访 54 个月时，阿贝西利＋内分泌治疗（ET）组较单纯辅助内分泌治疗组持续获益，5 年 iDFS 率和 DRFS 率的绝对改善分别为 7.6%（HR＝0.680，95%CI 0.599～0.772）和 6.7%（HR＝0.675，95%CI 0.588～0.774）。继 monarchE 研究后，NATALEE 研究[14]吸取前人经验，实现了人群的扩大和疗效的改善，进一步巩固 CDK4/6 抑制剂在辅助强化治疗中的地位。这项Ⅲ期临床研究共纳入了 5101 例 HR＋早期乳腺癌患者，按照 1∶1 随机分为两组，分别接受瑞波西利＋内分泌治疗和单独内分泌治疗。最新的研究数据显示，与单独使用 NSAI 相比，瑞波西利＋NSAI 组 3 年 iDFS 显著获益（HR＝0.749，95% CI 0.628～0.892；*P*＝0.0006）。

随着精准医学的迅速发展，针对 HR＋乳腺癌的精准化治疗方案（如 PARP 抑制剂）逐渐走入临床视野。OlympiA[15]是一项国际多中心的Ⅲ期临床试验，采用双盲、随机对照设计，共招募 1836 例 HER2 阴性、携带 *gBRCA* 突变且具有高复发风险的早期乳腺癌患者，在标准治疗之后按随机分组接受为期 1 年的奥拉帕利或安慰剂治疗。2024 年 SABCS 最新的研究结果显示，在 HR＋患者中，奥拉帕利组的 6 年 iDFS 率为 77.5%，安慰剂组为 67.7%（HR＝0.681，95%CI 0.437～1.051）[15]。未来，随着循证医学证据的进一步积累，奥拉帕利还将有望在临床实践中获得更多应用，并继续推动乳腺癌精准治疗的发展进程。此外，PI3K/AKT/mTOR 通路抑制剂、抗体药物偶联物（ADC）在 HR＋乳腺癌的新辅助和晚期治疗中均取得了良好的疗效，期待有更多临床研究探索其在辅助治疗中的应用潜力。

（4）辅助内分泌治疗的不良反应管理 HR＋早期乳腺癌患者的辅助内分泌治疗在显著改善预后的同时，其相关不良反应管理同样需要高度关注，以平衡治疗的长期获益与潜在的副作用风险。

他莫昔芬相关主要不良反应主要包括血栓栓塞事件和子宫内膜相关异常。BIG1-98 试验[9]中，TAM 组血栓事件的风险显著高于来曲唑组（2.2.% vs. 1.3%）。ATLAS 试验[5]中，与 TAM 治疗 5 年相比，延长 TAM 治疗则肺栓塞（1.8% vs. 1.0%；*P*＝0.01）和子宫内膜癌的风险增加（3.1% vs. 1.6%；*P*＝0.0002）。因此，临床长期应用 TAM 时，需密切关注患者的血栓风险因素并定期进行妇科检查以筛查子宫异常。

AI 相关不良反应主要包括骨密度降低、关节痛和血脂异常，长期使用可能导致骨质疏松及骨折风险增加。MA.17R 研究[11]的安全性数据显示，来曲唑组的骨痛、碱性磷酸酶升高、骨折以及新发骨质疏松发生率高于安慰剂组，具体发生率依次为 18% vs. 14%（*P*＝0.01）、12% vs. 9%（*P*＝0.01）、14% vs. 9%（*P*＝0.001）、11% vs. 6%（*P*＜0.0001）。因此，应用 AI 治疗前及治疗过程中密切监测骨密度并及时给予相应治疗或预防显得尤为重要。ABCSG12 研究[16]的长期随访结果提示唑来膦酸对绝经前乳腺癌患者辅助内分泌治疗期间引起骨丢失存在预防作用。ABCSG-18 试验（多中心、前瞻性、双盲、安慰剂对照的Ⅲ期试验）[17]的结果显示，使用地舒单抗作为芳香化酶抑制剂治疗的辅助药物可显著减少临床骨折的发生。因此，建议患者在治疗过程中定期进行骨密度检测，并在必要时应用双膦酸盐类或地诺单抗以预防骨不良事件的发生。

CDK4/6 抑制剂最常见的不良反应是中性粒细胞减少，普遍出现在用药的第 1 个周期，3 级以上中性粒细胞减少的中位持续时间为 3～16d，与化疗引起的骨髓抑制不同，CDK4/6 抑制剂不导致中性粒细胞前体死亡，因此，临床上通过及时停药、调整剂量或对症治疗即可纠正，不推荐将粒细胞集落刺激因子（granulocyte colony-stimulating factor，G-CSF）作为预防用药。对于 3 级伴发热或 4 级中性粒细胞减少的患者，可以考虑使用 G-CSF 对症治疗。回顾性真实世界证据提示，对于不伴发热的 3 级中性粒细胞减少症，哌柏西利不调整剂量队列较降低剂量队列有更长的中位无进展生存时间，因此，对于再次出现的 3 级不伴发热的中性粒细胞减少症，如患者脏器功能完善、个体耐受性佳，在密切监测血常规的同时可以尝试维持原剂量。此外，CDK4/6 抑制剂还会导致腹泻、转氨酶升高、QT 间期延长等不良反应，不同的 CDK4/6 抑制剂呈现不同的副反应谱，通过早期检测、调整剂量以及对症处理等手段纠正，临床上需要结合患者的基线情况和既往病史制定出更加个体化的用药方案。

最后，OFS 等药物带来的患者生活质量相关不良反应如潮热、性欲减退、情绪波动等问题，尽管不会直接威胁生命，但对治疗依从性具有重大影响，临床医生应在制定治疗方案时充分考虑这些因素，通过个体化管理、症状干预以及患者教育等手段，帮助患者更好地应对这些挑战，平衡治疗获益与生活质量之间的关系。

（5）总结 以 TMA、AI 为基础的辅助内分泌治疗是 HR＋乳腺癌的核心治疗方式；OFS、CDK4/6 抑制剂等药物在高风险患者中行辅助强化治疗显著改善了患者预后；PARP 抑制剂等新型靶向药物的加入推动了精准治疗的发展。未来，期待更多大型临床研究的结果进一步优化 HR＋乳腺癌辅助内分泌治疗策略，降低治疗相关的不良反应，推动 HR＋乳腺癌治疗迈向新阶段。

盘锦市中心医院　丁百放

大连医科大学附属第二医院　李　曼

参考文献

[1] Early Breast Cancer Trialists' Collaborative Group (EBCTCG), Davies C, Godwin J, et

al. Relevance of breast cancer hormone receptors and other factors to the efficacy of adjuvant tamoxifen: patient-level meta-analysis of randomised trials [J]. Lancet, 2011, 378 (9793): 771-784.

[2] Francis P A, Regan M M, Fleming G F, et al. Adjuvant ovarian suppression in premenopausal breast cancer [J]. The New England Journal of Medicine, 2015, 372 (5): 436-446.

[3] Regan M M, Walley B A, Fleming G F, et al. Randomized comparison of adjuvant aromatase inhibitor exemestane (E) plus ovarian function suppression (OFS) vs Tamoxifen (T) plus OFS in premenopausal women with hormone receptor-positive (HR+) early breast cancer (BC): update of the combined TEXT and SOFT trials [J]. Cancer Research, 2022, 82 (4 _ Supplement): GS2-05.

[4] Baek S Y, Noh W C, Ahn S-H, et al. Adding ovarian suppression to tamoxifen for premenopausal women with hormone receptor-positive breast cancer after chemotherapy: An 8-year follow-up of the ASTRRA trial [J]. J Clin Oncol, 2023, 41 (31): 4864-4871.

[5] Davies C, Pan H, Godwin J, et al. Long-term effects of continuing adjuvant tamoxifen to 10 years versus stopping at 5 years after diagnosis of oestrogen receptor-positive breast cancer: ATLAS, a randomised trial [J]. Lancet (London, England), 2013, 381 (9869): 805-816.

[6] Gray R G, Rea D, Handley K, et al. aTTom: Long-term effects of continuing adjuvant tamoxifen to 10 years versus stopping at 5 years in 6,953 women with early breast cancer [J]. Journal of Clinical Oncology, 2013, 31 (18 _ suppl): 5-5.

[7] Goss P E, Ingle J N, Martino S, et al. A randomized trial of letrozole in postmenopausal women after five years of Tamoxifen therapy for early-stage breast cancer [J]. The New England Journal of Medicine, 2003, 349 (19): 1793-1802.

[8] Cuzick J, Sestak I, Baum M, et al. Effect of anastrozole and Tamoxifen as adjuvant treatment for early-stage breast cancer: 10-year analysis of the ATAC trial [J]. Lancet Oncol, 2010, 11 (12): 1135-1141.

[9] Regan M M, Neven P, Giobbie-Hurder A, et al. Assessment of letrozole and Tamoxifen alone and in sequence for postmenopausal women with steroid hormone receptor-positive breast cancer: The BIG 1-98 randomised clinical trial at 8•1 years median follow-up [J]. Lancet Oncol, 2011, 12 (12): 1101-1108.

[10] Goss P E, Ingle J N, Pritchard K I, et al. Exemestane versus anastrozole in postmenopausal women with early breast cancer: NCIC CTG MA. 27—a randomized controlled phase Ⅲ trial [J]. J Clin Oncol, 2013, 31 (11): 1398-1404.

[11] Goss P E, Ingle J N, Pritchard K I, et al. Extending aromatase-inhibitor adjuvant therapy to 10 years [J]. The New England Journal of Medicine, 2016, 375 (3): 209-219.

[12] Tjan-Heijnen V C G, van Hellemond I E G, Peer P G M, et al. Extended adjuvant aromatase inhibition after sequential endocrine therapy (DATA): A randomised, phase 3 trial [J]. The Lancet Oncology, 2017, 18 (11): 1502-1511.

[13] Johnston S R D, Toi M, O'Shaughnessy J, et al. Abemaciclib plus endocrine therapy for hormone receptor-positive, HER2-negative, node-positive, high-risk early breast cancer (monarchE): Results from a preplanned interim analysis of a randomised, open-label, phase 3 trial [J]. The Lancet Oncology, 2023, 24 (1): 77-90.

[14] Hortobagyi G N, Lacko A, Sohn J, et al. A phase Ⅲ trial of adjuvant ribociclib plus endocrine therapy versus endocrine therapy alone in patients with HR-positive/HER2-negative early breast cancer: final invasive disease-free survival results from the NATALEE trial [J]. Ann Oncol, 2025, 36 (2): 149-157.

[15] Garber J, et al. OlympiA: A phase 3, multicenter, randomized, placebo-controlled trial of adjuvant olaparib after (neo) adjuvant chemotherapy in patients with germline BRCA1 & BRCA2 pathogenic variants and high-risk HER2-negative primary breast cancer: longer-term follow [J]. SABCS, 2024: Abstract GS1-09.

[16] Gnant M, Mlineritsch B, Stoeger H, et al. Adjuvant endocrine therapy plus zoledronic acid in premenopausal women with early-stage breast cancer: 62-month follow-up from the ABCSG-12 randomised trial [J]. Lancet Oncol, 2011, 12 (7): 631-641.

[17] Gnant M, Pfeiler G, Steger G G, et al. Adjuvant denosumab in postmenopausal patients with hormone receptor-positive breast cancer (ABCSG-18): disease-free survival results from a randomised, double-blind, placebo-controlled, phase 3 trial [J]. Lancet Oncol, 2019, 20 (3): 339-351.

2.2.3 晚期乳腺癌内分泌治疗

2.2.3.1 晚期乳腺癌内分泌治疗原则

内分泌治疗是一种针对雌激素受体（ER）和/或孕激素受体（PR）阳性的晚期乳腺癌患者的治疗方法。它主要是通过调节体内激素水平或阻断激素信号传导通路，来抑制癌细胞的生长和增殖。这种治疗方式利用了乳腺癌细胞对激素的依赖性，是激素受体阳性晚期乳腺癌的重要治疗手段之一。

对于激素受体阳性 HER2 阴性晚期乳腺癌，即使有内脏转移，内分泌治疗联合靶向治疗或以内分泌治疗为基础的治疗通常是优选方案，包括激素受体 1%～10%核着色且临床病程缓慢者也可试用。内分泌治疗获益的患者应持续治疗至病情进展，同时注意评估疗效和耐受性，且有多种选择依次进行以延长至化疗时间。绝经前患者内分泌治疗需在卵巢功能抑制基础上参照绝经后策略。不常规推荐内分泌治疗和化疗联合使用。后线内分泌药物选择要避免重复使用既往耐药药物，晚期乳腺癌内分泌治疗排序优化取决于既往用药及疗效、肿瘤负荷、药物可及性和患者选择等因素。

2.2.3.2 晚期乳腺癌内分泌治疗药物和适应证

类型	药物	晚期适应证
孕激素	甲地孕酮	主要用于晚期乳腺癌的姑息治疗(即复发性、不能手术或已转移的患者)
选择性雌激素受体调节剂(SERM)	托瑞米芬	用于治疗绝经后妇女雌激素受体阳性或不明的转移性乳腺癌
	他莫昔芬	治疗女性复发转移性乳腺癌
芳香化酶抑制剂(AI)	阿那曲唑	适用于经他莫昔芬及其他抗雌激素疗法仍不能控制的绝经后妇女的晚期乳腺癌
	来曲唑	①治疗绝经后晚期乳腺癌(雌激素受体、孕激素受体阳性者或受体状况不明者),多用于抗雌激素治疗失败后的二线治疗; ②用于局部晚期或转移的绝经后乳腺癌的一线治疗
	依西美坦	用于经他莫昔芬治疗后,其病情仍有进展的自然或人工绝经后女性的晚期乳腺癌
选择性雌激素受体下调剂(SERD)	氟维司群	可用于在抗雌激素辅助治疗后或治疗过程中复发的,或在抗雌激素治疗中进展的绝经后(包括自然绝经和人工绝经)雌激素受体阳性的局部晚期或转移性乳腺癌
卵巢功能抑制剂(OFS)	戈舍瑞林	适用于可用激素治疗的绝经前期及围绝经期女性乳腺癌
	亮丙瑞林	用于雌激素受体阳性的绝经前乳腺癌

(1)选择性雌激素受体调节剂(SERM)

代表药物:他莫昔芬(Tamoxifen)、托瑞米芬。

作用机制:结构类似雌激素,与雌二醇竞争胞内雌激素受体,与受体形成稳定的复合物并转运于核内,使胞内雌激素受体被耗竭,阻断雌二醇体内吸收,从而抑制雌激素依赖性乳腺癌的生长。

适用情况:适用于绝经前和绝经后患者。

(2)孕激素

代表药物:甲地孕酮。

作用机制:对下丘脑促性腺激素释放激素进行阻滞,继而降低机体内促卵泡激素水平,降低促黄体(生成)素水平,并可诱导肝 α-还原酶提升对机体内雄激素的降解速度,抑制雌激素合成。

适用情况:适用于绝经前和绝经后患者。

(3)芳香化酶抑制剂(AI)

分类:包括非甾体类(如阿那曲唑、来曲唑)和甾体类(如依西美坦)。

作用机制:通过抑制芳香化酶的活性,减少体内雌激素的合成。

适用情况：主要用于绝经后患者。

（4）选择性雌激素受体下调剂（SERD）

代表药物：氟维司群（Fulvestrant）。

作用机制：与雌激素受体结合，降低其稳定性，促进受体降解，从而阻断雌激素信号传导。

适用情况：用于绝经后患者，特别是在他莫昔芬或芳香化酶抑制剂治疗失败后。

（5）卵巢功能抑制剂（OFS）

代表药物：戈舍瑞林、亮丙瑞林。

作用机制：是一种合成的、促黄体（生成）素释放激素的类似物，阻止垂体产生促卵泡激素和促黄体（生成）素，从而减少卵巢分泌雌激素。

适用情况：用于绝经前患者。

河北大学附属医院　任莉莉

青海大学附属医院　赵久达

2.3 靶向治疗原则

2.3.1 新辅助靶向治疗

2.3.1.1 新辅助靶向治疗药物

靶向治疗是针对乳腺癌的精准治疗手段之一，具有明确的治疗靶标，采用比较先进的药物，直接针对携带特异治疗靶点的肿瘤细胞进行定向杀伤，对周围正常组织损伤较小，可以达到高效低毒、精准治疗的效果。

乳腺癌新辅助靶向治疗因治疗靶点不同而使用多种类型的药物，但是目前应用最广泛的是抗 HER2 靶向治疗。乳腺癌抗 HER2 靶向治疗药物包括：①大分子单抗类药物，如曲妥珠单抗（H）、帕妥珠单抗（P）等；②酪氨酸激酶抑制剂（TKI）类药物，如拉帕替尼、奈拉替尼和吡咯替尼等；③新型抗体药物偶联物（ADC），如恩美曲妥珠单抗（T-DM1）、德曲妥珠单抗（T-DXd）等。

对于符合新辅助治疗标准的 HER2 阳性乳腺癌，目前国内外指南一致推荐采用曲妥珠单抗联合帕妥珠单抗针对 HER2 靶点进行治疗。优选的方案为：紫杉类药物联合卡铂（TCbHP、PCbHP）。蒽环类药物序贯紫杉类药物也是一种可选的方案（EC-THP），此外，TH（P）、TCH 等方案也可根据患者的个体化差异及药物可及性等因素综合考虑。

配伍靶向治疗的化疗方案包括传统的含蒽环类药物和去蒽环仅包含紫杉类药物方案。蒽环类药物由于心脏毒性等原因，一般不与曲妥珠单抗和帕妥珠单抗同时使用。近年来配伍化疗药物去蒽环类药物的呼声也是不绝于耳，但是 TRYPHAENA[1]、TRAIN-2[2,3]等研究证实了抗 HER2 靶向药物与蒽环类药物联用的可行性。因此也有相当一部分专家认为在新辅助治疗中蒽环类药物仍不可轻易摒弃，尤其是对于淋巴结阳性的高危患者。使用可以降低心脏毒性的新型蒽环类药物（如多柔比星脂质体等）同步抗 HER2 靶向药物新辅助治疗相关临床研究目前正在进行。具有中国特色的 PHEDRA 研究[4]结果显示：化疗联合曲妥珠单抗及吡咯替尼新辅助治疗效果显著，提示 TH＋Pyro（吡咯替尼）也是 HER2 阳性乳腺癌新辅助治疗的一种选择。特殊情况下，如不能耐受或不愿接受化疗的 HR 阳性/HER2 阳性患者，可考虑内分泌治疗联合抗 HER2 靶向治疗，HR 阴性/HER2 阳性的部分患者也可考虑行单纯抗 HER2 靶向治疗。

曲妥珠单抗皮下制剂、帕妥珠曲妥珠单抗皮下制剂，与相应的静脉制剂的疗效和安全性相当，在便利程度、依从性方面皮下制剂有明显优势[5,6]。与静脉注射剂型相比，皮下制剂有着不同的剂量和药物管理方法，在临床实践中需注意规范化使用。

目前临床使用的新辅助靶向治疗方案包括以下几种。

（1）化疗+双靶药物的方案[7~10] 如 T(wP)Cb＋HP 方案：多西他赛（或密集紫杉类)＋卡铂＋曲妥珠单抗＋帕妥珠单抗；AC/EC→T(wP)＋HP 方案：多柔比星或表柔比星＋环磷酰胺，序贯多西他赛（或密集紫杉类)＋曲妥珠单抗＋帕妥珠单抗；T(wP)＋HP 方案：多西他赛（或密集紫杉类)＋曲妥珠单抗＋帕妥珠单抗；ECHP-THP 方案：表柔比星（或其他剂型如多柔比星脂质体)＋环磷酰胺＋曲妥珠单抗＋帕妥珠单抗，序贯多西他赛＋曲妥珠单抗＋帕妥珠单抗；HP 方案：曲妥珠单抗＋帕妥珠单抗等。

（2）化疗+单靶向药物的方案 包括 TCbH 方案：多西他赛＋卡铂＋曲妥珠单抗；AC/EC→PH 方案：多柔比星或表柔比星＋环磷酰胺，序贯紫杉醇＋曲妥珠单抗，也可采用剂量密集化疗方案 AC/EC→TH 方案：多柔比星或表柔比星＋环磷酰胺，序贯多西他赛＋曲妥珠单抗。

（3）化疗+大分子单抗+小分子 TKI 药物方案 如 T＋H＋Pyro 方案[4]：多西他赛＋曲妥珠单抗＋吡咯替尼，以及 THP-手术-FEC 方案[11,12]等。

2.3.1.2 新辅助靶向治疗原则

（1）新辅助靶向治疗前遵循的原则

① 明确新辅助靶向治疗的目的

a. 肿瘤降期以利于手术，或变不能手术为可手术。

b. 新辅助治疗可提高保乳率，对于肿瘤较大且有保乳意愿患者需严格掌握保乳适应证、遵照保乳手术规范综合治疗。

c. 不可保腋窝的乳腺癌患者经过新辅助治疗，有机会降期为可保腋窝，但并不常规推荐将已证实转移的区域淋巴结进行降期保腋窝作为新辅助治疗的目的。

d. 获得体内药物敏感性的相关信息，若新辅助治疗能达到 pCR 则预示较好的远期效果，如未能达到 pCR 可以指导后续的辅助/强化治疗方案。

② 根据新辅助治疗的目的可将患者分为必选人群和优选人群。

a. 必选人群：以临床降期为目的，降期后方便进行手术的患者（不可手术的局部晚期乳腺癌，即 AJCC Ⅲ期、T3N1M0 除外，以及主观上强烈要求降期保乳和降期保腋窝的可手术但是未达保乳条件或保腋窝条件的ⅡA～ⅡB 期及 T3N1M0 患者）。

b. 优选人群：获得新辅助治疗体内药敏信息，以指导后续治疗的患者（具有一定肿瘤负荷如临床淋巴结阳性和/或肿瘤大小≥2cm 者，根据新辅助治疗的效果评价协助制定后续辅助/强化治疗方案）。

③ 新辅助靶向治疗适应证：目前指南推荐，满足以下条件之一者可选择新辅助靶向治疗。

a. 肿块较大（T3 及以上）；

b. 腋窝淋巴结转移；

c. 仅 HER2 阳性的患者，肿瘤大小应满足 2cm 及以上；

d. 有保乳意愿，但肿瘤大小与乳房体积比例大难以保乳者。

④ 新辅助治疗存在一定的疾病进展概率。推荐对患者每个周期进行临床查体评估，每 2 个周期治疗后进行 1 次影像学评估以监测治疗反应。

部分乳腺癌患者对新辅助治疗初始方案不敏感。若 2 个周期治疗后肿瘤无变化或反而增大时，应适时考虑是否更换化疗方案或者考虑采用其他疗法。新辅助治疗期间应重视早期疗效评估和判断（尤其第 2～第 4 疗程），当判断肿瘤为较显著增大或进展时，建议分为两种情况处理：不可手术的，建议立即经验性更换新辅助治疗方案并密切评估；可手术的，则可以考虑尽早手术。目前无充分证据表明血液和组织的肿瘤标志物可用于监测新辅助治疗的效果。

（2）新辅助靶向治疗中遵循的原则

① 治疗前记录患者基线数据，每周期治疗前需根据患者当时的身高、体重计算体表面积，并计算出相应的给药剂量强度。首次给药剂量不得低于推荐标准剂量的 85%，后续给药剂量建议根据患者的治疗反应适时调整。

② 在治疗有效的患者中，推荐手术前完成所有既定周期数治疗计划（除非患者不能耐受），避免因治疗有效临时中断新辅助治疗、立即手术的情况。

③ 建议基于疗效进行治疗方案的调整。新辅助靶向治疗前后的检查手段应该一致，推荐采用乳腺 MRI 进行疗效评估。疗效评估依据实体瘤疗效评价标准（Response Evaluation Criteria in Solid Tumor，RECIST 1.1 标准）分为完全缓解（complete response，CR）、部分缓解（partial response，PR）、疾病稳定（stable disease，SD）和疾病进展（progressive disease，PD）。

④ 目前公认的抗 HER2 靶向治疗总疗程为 1 年，抗 HER2 新辅助靶向治疗依照方案不同时长可达 4～6 个月。抗 HER2 靶向治疗药物具有心脏毒性，可导致良性的心肌细胞超微结构改变与可逆的或暂时性的心脏功能损伤，临床上多表现为无症状性左室射血分数（LVEF）下降和（或）症状性心力衰竭。因此，在开始靶向治疗前需进行患者心脏功能的基线评估，在治疗过程中也需要定期监测、评估因治疗导致心脏毒性并及时处理，避免出现严重心功能损害。

抗 HER2 靶向治疗心脏毒性评估及处理原则如下。

① 超声心动图 LVEF 较治疗前绝对值下降≥16%，或 LVEF 低于该检测中心正常范围且较治疗前绝对值下降≥10%，暂停治疗至少 4 周。

② 暂停期间每 4 周检测 1 次 LVEF：若 4～8 周内 LVEF 回升至正常范围或 LVEF 较治疗前绝对值下降≤15%，则恢复治疗；若 LVEF 持续下降超过 8 周或 3 次以上因心脏问题而中断治疗，则永久停用。

(3) 新辅助靶向治疗后遵循的原则 接受有效的新辅助治疗之后，即便临床上肿瘤完全消失也必须接受既定方案的后续治疗，包括手术治疗、放疗、化疗、内分泌治疗等。根据手术前后病理学检查结果综合决定患者是否需要后续辅助/强化治疗，以进一步降低患者复发和死亡风险。

重庆市人民医院 柴 凡

江苏省人民医院 管晓翔

参考文献

[1] Schneeweiss A，Chia S，Hickish T，et al. Pertuzumab plus trastuzumab in combination with standard neoadjuvant anthracycline-containing and anthracycline-free chemotherapy regimens in patients with HER2-positive early breast cancer：a randomized phase Ⅱ cardiac safety study (TRYPHAENA) [J]. Ann Oncol，2013，24 (9)：2278-84.

[2] van Ramshorst M S，van der Voort A，van Werkhoven E D，et al. Neoadjuvant chemotherapy with or without anthracyclines in the presence of dual HER2 blockade for HER2-positive breast cancer (TRAIN-2)：a multicentre，open-label，randomised，phase 3 trial [J]. Lancet Oncol，2018，19 (12)：1630-1640.

[3] van der Voort A，van Ramshorst M S，van Werkhoven E D，et al. Three Year Follow-up of Neoadjuvant Chemotherapy With or Without Anthracyclines in the Presence of Dual ERBB2 Blockade in Patients With ERBB2-Positive Breast Cancer：A Secondary Analysis of the TRAIN-2 Randomized，Phase 3 Trial [J]. JAMA Oncol，2021，7 (7)：978-984.

[4] Wu J，Jiang Z，Liu Z，et al. Neoadjuvant pyrotinib，trastuzumab，and docetaxel for HER2-positive breast cancer (PHEDRA)：a double-blind，randomized phase 3 trial [J]. BMC Med，2022，20 (1)：498.

[5] Christian Jackisch，Roberto Hegg，Daniil Stroyakovskiy，et al. HannaH phase Ⅲ randomised study：Association of total pathological complete response with event-free survival in HER2-positive early breast cancer treated with neoadjuvant-adjuvant trastuzumab after 2 years of treatment-free follow-up [J]. European Journal of Cancer，2016，62：62-75.

[6] Zhimin Shao，et al. 2022 ESMO Asia. Abstract 1MO.

[7] Hurvitz S A，Martin M，Symmans W F，et al. Neoadjuvant trastuzumab，pertuzumab，and

chemotherapy versus trastuzumab emtansine plus pertuzumab in patients with HER2-positive breast cancer (KRISTINE): a randomised, open-label, multicentre, phase 3 trial [J]. Lancet Oncol, 2018, 19 (1): 115-126.
[8] Hurvitz S A, Martin M, Jung K H, et al. Neoadjuvant Trastuzumab Emtansine and Pertuzumab in Human Epidermal Growth Factor Receptor 2-Positive Breast Cancer: Three-Year Outcomes From the Phase Ⅲ KRISTINE Study [J]. J Clin Oncol, 2019, 37 (25): 2206-2216.
[9] Gianni L, Pienkowski T, Im Y H, et al. Efficacy and safety of neoadjuvant pertuzumab and trastuzumab in women with locally advanced, inflammatory, or early HER2-positive breast cancer (NeoSphere): a randomised multicentre, open-label, phase 2 trial [J]. Lancet Oncol, 2012, 13 (1): 25-32.
[10] Gianni L, Pienkowski T, Im Y H, et al. 5-year analysis of neoadjuvant pertuzumab and trastuzumab in patients with locally advanced, inflammatory, or early-stage HER2-positive breast cancer (NeoSphere): a multicentre, open-label, phase 2 randomised trial [J]. Lancet Oncol, 2016, 17 (6): 791-800.
[11] Shao Z, Pang D, Yang H, et al. Efficacy, Safety, and Tolerability of Pertuzumab, Trastuzumab, and Docetaxel for Patients With Early or Locally Advanced ERBB2-Positive Breast Cancer in Asia: The PEONY Phase 3 Randomized Clinical Trial [J]. JAMA Oncol, 2020, 6 (3): e193692.
[12] Huang L, Pang D, Yang H, et al. Neoadjuvant-adjuvant pertuzumab in HER2-positive early breast cancer: final analysis of the randomized phase Ⅲ PEONY trial [J]. Nat Commun, 2024, 15 (1): 2153.

2.3.2 辅助靶向治疗

2.3.2.1 辅助靶向治疗用药原则

乳腺癌辅助靶向治疗是在根治性手术或放疗后，针对特定分子特征的肿瘤细胞进行的系统治疗。其核心目标是清除微转移灶、降低复发风险、改善远期预后。随着分子分型精准诊疗体系的建立，靶向治疗已成为 HER2 阳性和部分高危 Lumina 型乳腺癌的标准治疗模式。

乳腺癌辅助靶向治疗的实施需严格遵循个体化与精准化治疗原则，其核心策略的制定需整合分子生物学特征、临床病理学参数及患者整体状态，以下将从分子分型、风险评估、治疗时机与疗程三个维度进行系统阐述。

（1）分子分型指导原则

① HER2 阳性型：推荐抗 HER2 靶向治疗（曲妥珠单抗±帕妥珠单抗）。

② HR 阳性/HER2 阴性高危型：考虑 CDK4/6 抑制剂联合内分泌治疗。

③ 三阴性乳腺癌（TNBC）：*BRCA* 突变患者可选用 PARP 抑制剂（奥拉帕利等）。

④ 需通过免疫组化（IHC）、荧光原位杂交（fluorescence in situ hybridization，FISH）检测及二代测序（next generation sequencing，NGS）多基因检测确认靶点。

（2）风险评估 根据患者的临床病理特征评估复发风险，对于复发风险较高的患者，辅助治疗中推荐联合 CDK4/6 抑制剂，或强化抗 HER2 靶向治疗，或 PARP 抑制剂等治疗。复发风险评估因素包括以下几点。

① 淋巴结转移情况；

② 肿瘤大小；

③ 组织学分级；

④ Ki-67 水平；

⑤ 多基因检测风险评分；

⑥ 新辅助治疗后是否 pCR；

⑦ *BRCA* 基因突变情况等。

（3）治疗时机与疗程

① 术后 4～8 周内启动治疗（需待伤口愈合）；

② 抗 HER2 靶向治疗标准疗程 1 年；

③ CDK4/6 抑制剂推荐 2 年疗程。

2.3.2.2 辅助靶向治疗药物应用与注意事项

（1）抗 HER2 药物辅助治疗

药物种类	药物应用与注意事项
曲妥珠单抗 （Trastuzumab）	①适用人群：T1b 及以上分期的 HER2 阳性乳腺癌[1]。 ②剂量与给药：初始剂量通常为 8mg/kg，之后每 3 周 6mg/kg。标准疗程为 1 年（通常是每 3 周 1 次，共计 17 个周期），不建议延长治疗时间[2]。 ③联合用药 a. 由于曲妥珠单抗及帕妥珠单抗等药物可能增加心脏毒性，不建议与蒽环类化疗药物同时使用[3]，但可与紫杉类及其他（环磷酰胺、卡铂等）化疗药物联合使用。 b. 曲妥珠单抗联合小分子 TKI[4]。 c. 曲妥珠单抗联合帕妥珠单抗[5]。 ④心脏功能监测：临床实践中要对既往史、体格检查、心电图、超声心动图 LVEF 基线评估后，再开始应用曲妥珠单抗，使用期间应每 3 个月监测 LVEF。若患者有无症状性心功能不全，监测频率应更高。出现下列情况时： a. 治疗中若出现 LVEF＜50％或较基线值下降超过 16％，应暂停治疗，并跟踪监测 LVEF 动态变化，直至恢复到 50％以上方可继续用药； b. LVEF 持续下降（超过 8 周），或因心脏毒性导致曲妥珠单抗停药超过 3 次，应永久停用曲妥珠单抗

<table>
<tr><th>药物种类</th><th>药物应用与注意事项</th></tr>
<tr><td>帕妥珠单抗
(Pertuzumab)</td><td>①适用人群:与曲妥珠单抗和化疗联合,用作高复发风险的HER2阳性早期乳腺癌患者的辅助治疗[6]。
②剂量与给药:帕妥珠单抗的推荐起始剂量为840mg,此后给药剂量为420mg,每3周1次。标准疗程为1年。
③联合用药:通常与曲妥珠单抗和化疗药物(如多柔比星、紫杉醇等)联用,以增强疗效。
④心脏功能监测:在首次接受帕妥珠单抗治疗之前评估LVEF,并在治疗期间予以定期评估,以确保LVEF在正常范围内(＞50%)。如果LVEF下降并未改善,或在后续评估中进一步下降,应考虑停用帕妥珠单抗及曲妥珠单抗。
⑤腹泻管理:尽管腹泻在含帕妥珠单抗治疗的方案中是常见的,但临床研究显示大多数腹泻这一不良反应为轻度至中度,因此腹泻是可有效管理的。管理腹泻的策略包括主动随访和早期干预,如止泻药物、饮食调整、补液、延迟给药或减少化疗剂量。需要注意的是,在双靶的临床研究中,腹泻最常发生在第一个治疗周期,但任何研究中都未允许减少曲妥珠单抗和帕妥珠单抗的剂量,因此不建议将减少“曲帕”双靶的剂量作为治疗相关腹泻的方法。洛哌丁胺是最常用的处理相关腹泻的药物。对首次发生的无并发症的1级或2级腹泻,咯哌丁胺的初始剂量为4mg,随后根据恢复情况调整剂量</td></tr>
<tr><td>奈拉替尼
(Neratinib)</td><td>①适用人群:适用于HER2阳性的早期乳腺癌患者,在接受含曲妥珠单抗辅助治疗之后的强化辅助治疗[7]。
②剂量与给药:推荐剂量为240mg,每天1次,随餐口服,连续用药1年。
③不良反应监测
a. 主要不良反应为腹泻。预防性使用止泻药、饮食改变以及适当调整奈拉替尼剂量可降低腹泻发生率和腹泻的严重程度。指导患者于第1剂奈拉替尼给药时即开始预防性服用止泻药洛哌丁胺,持续用药2个周期(56d)。
洛哌丁胺预防性用药方案
<table>
<tr><th>奈拉替尼用药时间</th><th>洛哌丁胺剂量和服药频率</th></tr>
<tr><td>第1～2周(第1～14天)</td><td>4mg/次,每天3次</td></tr>
<tr><td>第3～4周(第15～28天)</td><td>4mg/次,每天2次</td></tr>
<tr><td>第5～8周(第29～56天)</td><td>4mg/次,每天2次</td></tr>
<tr><td>第9～52周(第57～365天)</td><td>4mg/次,按需使用,不得超过16mg/d</td></tr>
</table>
根据临床需要,可以通过暂停用药或降低其用药剂量来控制腹泻,奈拉替尼最低服用剂量为120mg/d。
b. 重度肝功能损伤患者中奈拉替尼起始剂量降低至80mg。对于轻中度肝功能损伤患者,不推荐剂量调整</td></tr>
<tr><td>恩美曲妥珠单抗(T-DM1)</td><td>①适用人群:适用于接受了紫杉类联合曲妥珠单抗为基础的新辅助治疗后,病理评估结果未能达到病理学完全缓解的HER2阳性早期乳腺癌患者[8]。</td></tr>
</table>

续表

药物种类	药物应用与注意事项
恩美曲妥珠单抗（T-DM1）	②剂量与给药：推荐剂量为3.6mg/kg，每3周1次（21d为1个周期）。标准疗程为1年，通常为14个周期。 ③心脏功能监测：临床实践中要对既往史、体格检查、心电图、超声心动图LVEF基线评估后，再开始应用T-DM1，使用期间应每3个月监测LVEF。若患者有无症状性心功能不全，监测频率应更高。出现下列情况时： a. LVEF＜45%时应暂停治疗，3周内重新评估LVEF。如果确认LVEF＜45%，应终止治疗。 b. LVEF为45%～50%，且相对基线下降≥10%，应暂停治疗，并在3周内重新评估LVEF。如果LVEF仍小于50%，并且相对基线未恢复至小于10%，应终止治疗。 c. LVEF为45%～50%，相对基线下降＜10%，可继续治疗，并在3周内重新评估LVEF。 d. LVEF≥50%，可继续进行治疗。 e. 症状性充血性心力衰竭，3～4级左心室收缩功能障碍或3～4级心力衰竭，或2级心力衰竭伴有LVEF＜45%，应终止治疗。 ④血小板监测：T-DM1治疗期间，血小板减少是减量甚至停药的首要原因。接受T-DM1治疗的患者血小板计数通常在第8天降至最低值，在下一次计划给药前恢复至0～1级。建议在每次给药之前监测血小板计数。对于出现血小板减少和正在接受抗凝治疗的患者，应予以密切监测。同时进行患者教育，避免出血。绝大多数血小板减少可以在治疗暂停、减量或停药后恢复。必要时应给予对症支持治疗，包括处理任何其他潜在的导致血小板减少的原因，如控制感染或凝血障碍等；有指征时（如血小板计数≤10×10^9/L时）输注血小板以及采取促血小板生成治疗。其治疗包括：a. 血小板减少≥2级时给予重组人白介素-11；b. 在血小板减少≥2级时给予重组人血小板生成素；c. 若在下一次T-DM1治疗前，使用rhTPO或rhIL-11才能使血小板计数恢复到≤1级，则使用血小板生成素激动剂

（2）PARP抑制剂辅助治疗

药物种类	药物应用与注意事项
维利帕利（Veliparib）与他拉唑帕利（Talazoparib）	①适用人群:应用于伴*BRCA1/2*突变的乳腺癌[9]。 ②剂量与给药:维利帕利与他拉唑帕利的使用限于临床研究,主要集中于新辅助治疗和晚期解救治疗,其中维利帕利具体剂量和给药方式需参考相关研究方案和临床试验结果,而他拉唑帕利剂量通常为1mg,每日1次。推荐疗程为1年
奥拉帕利（Olaparib）	①适用人群:具有*BRCA1/2*突变的乳腺癌[10]。 ②剂量与给药:通常为300mg,每日2次。推荐疗程为1年

不良反应类型	奥拉帕利	他拉唑帕利	维利帕利
骨髓抑制	中度-重度(贫血最显著)	中度-重度(贫血尤为常见)	中度,与联合化疗相关增强
胃肠道反应	恶心、呕吐较常见,腹泻少见	恶心、呕吐、腹泻多见	轻度恶心、呕吐、腹泻
疲劳	常见(中度)	非常常见(轻度至中度)	常见(轻度)
其他	肺炎(少见但严重)、皮疹	脱发、口腔炎、罕见肺毒性	联合化疗可能加剧化疗毒性

(3) CDK4/6 抑制剂辅助治疗

药物种类	药物应用与注意事项
阿贝西利 (Abemaciclib)	①适用人群:HR 阳性、HER2 阴性、淋巴结阳性的早期乳腺癌患者,尤其是具有较高复发风险的患者(如淋巴结阳性个数≥4 个、Ki-67 高表达等)。常与内分泌治疗(如他莫昔芬或芳香化酶抑制剂)联合使用[11]。 ②剂量与给药:推荐剂量为 150mg,每日 2 次,口服,随餐服用。 治疗周期:通常建议使用至 2 年或根据患者病情决定。 ③不良反应监测及剂量调整:常见不良反应有腹泻、乏力、中性粒细胞减少等。如出现严重不良反应(如 3 级或以上腹泻、中性粒细胞减少等),应暂停用药并根据症状调整剂量。 第一次剂量调整:100mg,每日 2 次。 第二次剂量调整:50mg,每日 2 次。 用药期间应定期监测血常规、肝肾功能
瑞波西利 (Ribociclib)	①适用人群:HR 阳性、HER2 阴性、局部晚期或转移性乳腺癌患者[12]。目前 FDA 已获批早期乳腺癌辅助治疗为其适应证,可用于以下 3 种情况:a. 淋巴结阳性;b. N0 合并肿瘤大小≥5cm;c. N0 且肿瘤大小为 2~5cm,合并高危复发因素(3 级或 Ki-67≥20%或基因组高风险)。 ②剂量与给药:推荐剂量为 400mg,每日 1 次,口服,连续服用 21d,随后停药 7d(28d 为 1 个治疗周期)。需随餐服用,并避免与葡萄柚及其制品同服。推荐瑞波西利联合内分泌治疗 3 年,后续继续单纯内分泌治疗至满 5~10 年。 ③不良反应监测及剂量调整:常见不良反应有肝功能异常、中性粒细胞减少、QT 间期延长等。 定期监测血常规、肝功能及心电图(特别是 QT 间期)。 如果出现严重不良反应,可调整剂量: 第一次剂量调整:400mg,每日 1 次。 第二次剂量调整:200mg,每日 1 次。 注意事项(适用于 2 种药物):使用 CDK4/6 抑制剂期间,应密切关注感染、骨髓抑制和其他不良反应,并根据实际情况灵活调整剂量或停药。 用药过程中需配合内分泌治疗,以提高疗效并延长无病生存期

靶向治疗类别	适应证	推荐依据
抗 HER2 治疗	HER2 阳性早期乳腺癌;高复发风险者推荐联合曲妥珠单抗与帕妥珠单抗	APHINITY[6] KATHERINE 研究[8]
PARP 抑制剂	*BRCA1/2* 突变且高危早期乳腺癌患者	OlympiA 研究[10]
CDK4/6 抑制剂	HR 阳性/HER2 阴性高复发风险患者	monarch-E 研究[11] NATALEE 研究[12]

① 对于 T1b 及以上分期的 HER2 阳性乳腺癌，均应进行辅助抗 HER2 治疗，并无太大争议。而对于 T1a、微浸润、多灶微小浸润的 HER2 阳性乳腺癌是否应接受辅助抗 HER2 治疗目前尚无明确结论。一些回顾性研究显示，即使是 T1a 的 HER2 阳性乳腺癌，仍有较高的转移复发风险，提示仍可能从抗 HER2 治疗中获益。在 2021 年的 St. Gallen 乳腺癌会议上，仍有超过 10％的专家认为微浸润存在时，即应接受抗 HER2 治疗，但更多的专家认为只有在 T1b 及以上分期时，才会考虑抗 HER2 治疗。因此，对于 T1a、微浸润、多灶微小浸润的 HER2 阳性乳腺癌是否应该进行抗 HER2 治疗，需要更多的证据支持。

② HERA 试验是一项国际、多中心、随机对照、Ⅲ期临床研究，旨在探讨延长曲妥珠单抗治疗时间能否进一步提高疗效。该研究纳入了 5102 例 HER2 阳性早期乳腺癌患者，随机分为每 3 周使用曲妥珠单抗 1 年组或 2 年组或观察组。主要终点为 DFS，次要终点为 OS 和至远处复发时间（time to distant recurrence，TTDR）。中位随访 8 年结果显示，2 年曲妥珠单抗治疗与 1 年曲妥珠单抗治疗的 DFS 无显著差异，两组 OS 亦相似，但 2 年曲妥珠单抗治疗带来了更多的心脏事件风险[1]。因此，1 年曲妥珠单抗治疗成为辅助抗 HER2 治疗的标准方案。

③ 曲妥珠单抗是人源化的单抗类生物大分子，安全性良好，最为值得关注的不良反应是可能破坏心脏有效泵血能力导致左心室射血分数下降、心功能不全甚至心力衰竭。蒽环类药物同样具有心脏毒性，且呈剂量依赖性。在 NSABP-31 研究中，7 年随访显示，AC-PH 组有 4％的患者出现了心脏事件，而 AC-P 组则是 1.3％[2]。由于大多数患者在结束治疗后，左心室射血分数能够恢复到正常范围，考虑到曲妥珠单抗的风险效益比，蒽环类联合曲妥珠单抗的策略仍然被推荐。

BCIRG 006 临床研究率先证实了去蒽环化疗方案联合曲妥珠单抗的疗效，其主要研究终点为 DFS，次要终点包括 OS、总体安全性和心脏安全性。10 年随访结果显示，化疗联合应用曲妥珠单抗 1 年可以显著改善生存，AC-TH 组和 TCbH 组相较于 AC-T 组，均能显著改善 DFS 及 OS，两组含曲妥珠单抗的方案疗效类似，但 TCbH 组方案心功能不全发生率更低[3]。

④ 大分子单抗可以在细胞胞外段发挥作用，而小分子 TKI 药物则可以通过阻断信号传导发挥效应，就作用机制而言，这样两种药物的组合具有互补的优势，可能具有更好的疗效。ALLTO 临床研究纳入了 8381 例早期 HER2 阳性乳腺癌患者，旨在评估拉帕替尼与曲妥珠单抗在辅助治疗中联合或序贯应用的疗效，其结果显示曲妥珠单抗与拉帕替尼的双靶策略并不能改善患者生存，而腹泻、皮疹等不良反应明显增加[4]。曲妥珠单抗与拉帕替尼的双靶联合策略并未能在辅助抗 HER2 治疗中占有一席之地。但是，一些新的抗 HER2 的 TKI 药物也逐渐显示出良好的应用前景，如吡咯替尼、奈拉替尼等。在基于曲妥珠单抗联合吡咯替尼的一项新辅助临床研究中，此方案显示出良好的疗效，显著提升了 pCR 率，尤其是对 HR 阳

性、HER2 阳性的“双阳”患者，似乎具有更好的治疗效果[5]。未来辅助治疗的双靶策略，大分子单抗联合小分子 TKI 这一“大加小”策略是否具有一席之地，值得期待。

⑤ APHINITY 研究奠定了辅助双靶治疗的地位，其结果显示，与使用含曲妥珠单抗的单药方案相比，使用含帕妥珠单抗和曲妥珠单抗的双靶治疗方案能够降低患者的复发风险，其中淋巴结阳性患者获益最显著[6]。因此，对于有高危复发风险，尤其是腋窝淋巴结阳性的患者，推荐使用帕妥珠单抗和曲妥珠单抗双靶治疗。

⑥ ExteNET 研究显示，Ⅱ～Ⅲ期 HER-2 阳性乳腺癌患者，在曲妥珠单抗治疗结束后 2 年内开始口服奈拉替尼辅助治疗 1 年。相比安慰剂组，奈拉替尼组的 IDFS 获得明显更高[7]。基于此，对于新辅助治疗后未达 pCR 的患者，辅助靶向治疗应首选 HP 或 T-DM1，接受辅助 HP 双靶和 T-DM1 治疗均不能降低脑转移事件的风险，而 ExteNET 研究显示奈拉替尼在脑转移方面更具优势，可以降低脑转移风险。因此在完成辅助靶向治疗后，可考虑序贯奈拉替尼。

⑦ 临床研究证明，曲妥珠单抗联合帕妥珠单抗的双靶治疗，优于单用曲妥珠单抗，而 KATHERINE 研究结果显示，术前治疗使用曲妥珠单抗未达到 pCR 的患者，术后辅助治疗使用 T-DM1 可以进一步改善预后[8]。因此，术前抗 HER-2 治疗仅使用曲妥珠单抗的患者，若未达到 pCR，建议使用 T-DM1。但目前为止并无 T-DM1 优于 HP 双靶治疗的阳性结果，对于部分新辅助治疗后肿瘤退缩明显的患者，也可考虑使用 HP 方案。对于术前抗 HER-2 治疗使用双靶治疗未达到 pCR 的患者，可考虑使用 T-DM1。

⑧ BrighTNess 研究中，对照组为标准的紫杉醇序贯多柔比星/环磷酰胺，两个实验组分别在紫杉醇化疗期间加用卡铂±维利帕利。其结果显示加用卡铂进行新辅助化疗能够显著提高 TNBC 的 pCR 率，但在此基础上增加维利帕利并无更多获益。分层分析同样显示，无论是否存在胚系 *BRCA* 突变，在化疗加卡铂的基础上再加用维利帕利都无更多 pCR 率的获益[9]。值得注意的是，该研究入组的是 TNBC 患者，入组数据显示其中 *BRCA* 突变患者的比例并不高，约为 15%，因此还需要针对 *BRCA* 突变或同源重组修复缺陷（HRD）阳性的人群开展临床试验进一步确定 PARP 抑制剂在新辅助治疗中的效果。

⑨ OlympiA 研究显示在完成新辅助或辅助治疗后，序贯奥拉帕利可以降低 42%的复发或死亡风险，绝对获益率达 8.8%[10]。对于有 *BRCA1/2* 突变的三阴性乳腺癌患者，在完成辅助治疗后，可考虑奥拉帕利治疗。

⑩ monarch-E 研究是一项国际多中心、随机、开放标签Ⅲ期临床研究，纳入了 HR+/HER2 阴性高危早期乳腺癌患者，试验组接受阿贝西利联合标准内分泌治疗，对照组接受单纯标准内分泌治疗。5 年 IDFS 率分别为 83.6% vs. 76.0%[11]。该研究为 HR 阳性/HER2 阴性高危早期乳腺癌的辅助治疗提供了高级别循证医学证据，

推动 CDK4/6 抑制剂从晚期治疗向早期治疗阶段的重大跨越。

⑪ NATALEE 研究（Ⅲ期临床试验）显示瑞波西利在早期乳腺癌的辅助治疗中获益。最新数据显示其可降低复发风险，且毒性较低[12]。

江苏省人民医院　李　薇
浙江省肿瘤医院　胡　海

参考文献

[1] Piccart-Gebhart M J，Procter M，Leyland-Jones B，et al. Trastuzumab after adjuvant chemotherapy in HER2-positive breast cancer [J]. NEW ENGL J MED，2005，353（16）：1659-1672.

[2] Romond E H，Perez E A，Bryant J，et al. Trastuzumab plus adjuvant chemotherapy for operable HER2-positive breast cancer [J]. NEW ENGL J MED，2005，353（16）：1673-1684.

[3] Slamon D，Eiermann W，Robert N，et al. Adjuvant trastuzumab in HER2-positive breast cancer [J]. NEW ENGL J MED，2011，365（14）：1273-1283.

[4] Piccart-Gebhart M，Holmes E，Baselga J，et al. Adjuvant Lapatinib and Trastuzumab for Early Human Epidermal Growth Factor Receptor 2-Positive Breast Cancer：Results From the Randomized Phase Ⅲ Adjuvant Lapatinib and/or Trastuzumab Treatment Optimization Trial [J]. J CLIN ONCOL，2016，34（10）：1034-1042.

[5] Pérez-García J M，Cortés J，Ruiz-Borrego M，et al. 3-year invasive disease-free survival with chemotherapy de-escalation using an（18）F-FDG-PET-based，pathological complete response-adapted strategy in HER2-positive early breast cancer（PHERGain）：a randomised，open-label，phase 2 trial [J]. LANCET，2024，403（10437）：1649-1659.

[6] von Minckwitz G，Procter M，de Azambuja E，et al. Adjuvant Pertuzumab and Trastuzumab in Early HER2-Positive Breast Cancer [J]. NEW ENGL J MED，2017，377（2）：122-131.

[7] Chan A，Moy B，Mansi J，et al. Final Efficacy Results of Neratinib in HER2-positive Hormone Receptor-positive Early-stage Breast Cancer From the Phase Ⅲ ExteNET Trial [J]. CLIN BREAST CANCER，2021，21（1）：80-91.

[8] Mamounas E P，Untch M，Mano M S，et al. Adjuvant T-DM1 versus trastuzumab in patients with residual invasive disease after neoadjuvant therapy for HER2-positive breast cancer：subgroup analyses from KATHERINE [J]. ANN ONCOL，2021，32（8）：1005-1014.

[9] Loibl S，O'Shaughnessy J，Untch M，et al. Addition of the PARP inhibitor veliparib plus carboplatin or carboplatin alone to standard neoadjuvant chemotherapy in triple-negative breast cancer（BrighTNess）：a randomised，phase 3 trial [J]. LANCET ONCOL，2018，19（4）：497-509.

[10] Tutt A N J，Garber J E，Kaufman B，et al. Adjuvant Olaparib for Patients with BRCA1- or

BRCA2-Mutated Breast Cancer [J]. NEW ENGL J MED, 2021, 384 (25): 2394-2405.

[11] Johnston S R D, Toi M, O'Shaughnessy J, et al. Abemaciclib plus endocrine therapy for hormone receptor-positive, HER2-negative, node-positive, high-risk early breast cancer (monarchE): results from a preplanned interim analysis of a randomised, open-label, phase 3 trial [J]. LANCET ONCOL, 2023, 24 (1): 77-90.

[12] Slamon D, Lipatov O, Nowecki Z, et al. Ribociclib plus Endocrine Therapy in Early Breast Cancer [J]. NEW ENGL J MED, 2024, 390 (12): 1080-1091.

2.3.3 晚期乳腺癌靶向治疗

2.3.3.1 晚期乳腺癌靶向治疗用药原则

晚期乳腺癌通常不可治愈，治疗目的为延缓疾病进展、延长生存时间、提高生活质量[1]。随着乳腺癌综合治疗水平的提高，靶向治疗在晚期乳腺癌中的作用愈发重要，其主要涉及针对特定的生物标志物或分子通路的靶向药物，因此需要对特定的蛋白或基因进行检测，例如，抗 HER2 的靶向药物适应证是 HER2 蛋白过表达或基因扩增的晚期乳腺癌，某些靶向 HER2 的 ADC 类药物如德曲妥珠单抗（T-DXd）适应证可拓展到 HER2 低表达的患者；又如，PARP 抑制剂、PAM 通路抑制剂分别需要对 *BRCA1/2* 基因、PAM 通路基因（*PIK3CA*、*AKT* 等）进行突变检测；而其他靶向药物，例如 CDK4/6 抑制剂、组蛋白去乙酰化酶（HDAC）抑制剂目前仅在 HR 阳性、HER2 阴性乳腺癌中得到批准。针对晚期乳腺癌的靶向药物主要包括抗 HER2 靶向药物、PARP 抑制剂、CDK4/6 抑制剂、抗血管生成药物、PAM 通路抑制剂、HDAC 抑制剂与 TROP-2 靶向药物等，很多靶向药物已经用于临床造福患者，还有一些目前正处于临床研究阶段，需要更多的实践证实其临床价值。

2.3.3.2 晚期靶向治疗药物种类与适应证

（1）抗 HER2 靶向药物

① 单克隆抗体：曲妥珠单抗、帕妥珠单抗、马吉妥昔单抗、伊尼妥单抗。

a. 曲妥珠单抗＋帕妥珠单抗＋多西他赛或曲妥珠单抗＋吡咯替尼＋多西他赛：适用于 HER2 阳性的晚期乳腺癌患者，为未经治疗的初治Ⅳ期患者的一线治疗方案；新辅助/辅助治疗未使用过曲妥珠单抗、帕妥珠单抗的进展期患者，或停用曲妥珠单抗、帕妥珠单抗至复发间隔时间≥12 个月的患者的一线治疗方案[2,3]。

b. 伊尼妥单抗＋化疗：用于 HER2 阳性转移性乳腺癌患者[4]。

c. 马吉妥昔单抗＋化疗：HER2 阳性转移性乳腺癌患者的二线以后可选方案[5]。

② 小分子 TKI：吡咯替尼、拉帕替尼、奈拉替尼、图卡替尼。

a. 吡咯替尼＋曲妥珠单抗＋多西他赛：适用于 HER2 阳性的晚期乳腺癌患者，为未经治疗的初治Ⅳ期患者的一线治疗方案；新辅助/辅助治疗未使用过曲妥珠单抗、帕妥珠单抗的进展期患者，或停用曲妥珠单抗、帕妥珠单抗至复发间隔时间≥12 个月的患者的一线治疗方案。

b. 吡咯替尼＋卡培他滨：晚期 HER2 阳性乳腺癌一线可选方案或二线方案。

c. 奈拉替尼＋卡培他滨：晚期 HER2 阳性乳腺癌二线以后推荐方案。

d. 拉帕替尼＋卡培他滨：晚期 HER2 阳性乳腺癌二线以后考虑方案。

e. 图卡替尼＋曲妥珠单抗＋卡培他滨：晚期 HER2 阳性乳腺癌二线以后可选方案[6]。

③ ADC 类药物：德曲妥珠单抗（T-DXd）、恩美曲妥珠单抗（T-DM1）。

德曲妥珠单抗（T-DXd）：晚期 HER2 阳性乳腺癌二线首选药物，若 T-DXd 不可及，可选恩美曲妥珠单抗（T-DM1）[7,8]。

（2）PARP 抑制剂 奥拉帕尼、他拉唑帕尼：适用于 *BRCA1*/*BRCA2* 胚系突变的晚期乳腺癌患者[9,10]。

（3）CDK4/6 抑制剂 瑞博西利、阿贝西利、哌柏西利、达尔西利。

与芳香化酶抑制剂或氟维司群联合作为晚期 HR 阳性/HER2 阴性乳腺癌（包括未经内分泌治疗的晚期乳腺癌或非内分泌耐药的晚期乳腺癌）的一线治疗方案；也可作为既往未使用过 CDK4/6 抑制剂而进展的晚期 HR 阳性/HER2 阴性乳腺癌二线治疗方案，但这 4 种抑制剂之间缺少头对头比较数据[11-14]。

（4）抗血管生成药物

① 贝伐珠单抗：综合 E2100、AVADO 和 RIBBON-1 等 3 项临床试验的疗效和安全数据，发现贝伐珠单抗仅能延长患者 PFS，但不能改善患者 OS，且存在严重的不良反应。因此，FDA 撤销了贝伐珠单抗联合化疗用于晚期 HER2 阴性乳腺癌一线治疗的批准；目前贝伐珠单抗在晚期乳腺癌的解救治疗中被列为Ⅱ级推荐（2B 类证据），适用于紫杉类治疗敏感或失败的患者。具体的联合治疗方案包括紫杉类＋贝伐珠单抗和卡培他滨＋贝伐珠单抗[15-17]。

② 小分子 TKI：阿帕替尼、安罗替尼、索拉非尼、舒尼替尼、培唑帕尼、阿昔替尼。

a. 安罗替尼、培唑帕尼和阿帕替尼：可单药用于 HER2 阴性晚期乳腺癌的治疗，但还需要进一步研究验证。

b. 安罗替尼、舒尼替尼、阿昔替尼和阿帕替尼联合化疗：用于复发或转移性 HER2 阴性晚期乳腺癌，已初步展现疗效，但还有待进一步探索。

（5）PAM 通路抑制剂

① PI3K 抑制剂：阿培利司（Alpelisib）。阿培利司＋氟维司群作为伴有

PIK3CA 基因突变的 HR 阳性/HER2 阴性晚期乳腺癌二线及以后的治疗选择方案[18]。

② AKT 抑制剂：卡匹色替（Capivasertib）。卡匹色替＋氟维司群作为伴有 *PIK3CA* 基因突变或 *AKT1* 基因突变或 *PTEN* 基因改变（例如失活突变或缺失）的 HR 阳性/HER2 阴性晚期乳腺癌二线及以后的治疗选择方案[19]。

③ mTOR 抑制剂：依维莫司。依维莫司＋更换 ET 为 HR 阳性/HER2 阴性晚期乳腺癌二线推荐方案[20]。

（6）HDAC 抑制剂 恩替诺特、西达本胺。

① 恩替诺特联合芳香化酶抑制剂（AI）：用于 HR 阳性/HER2 阴性内分泌经治的复发或转移性乳腺癌患者。

② 西达本胺联合依西美坦：作为既往接受过他莫昔芬和/或非甾体类 AI 治疗失败的 HR 阳性/HER2 阴性晚期乳腺癌患者的治疗方案[21]。

（7）TROP-2 靶向药物 戈沙妥珠单抗（SG）、SKB264、Dato-DXd。

戈沙妥珠单抗目前批准用于晚期三阴性乳腺癌，晚期乳腺癌国际共识指南第 6 版与第 7 版也推荐戈沙妥珠单抗用于 HR 阳性/HER2 阴性晚期乳腺癌后线治疗；SKB264 可用于二线及以上晚期三阴性乳腺癌，临床研究数据显示 Dato-DXd 在晚期乳腺癌中已初步展现疗效[22,23]。

贵州省人民医院　侯　净
山东省肿瘤医院　李慧慧

参考文献

[1] Cardoso F，Paluch-Shimon S，Schumacher-Wulf E，et al. 6th and 7th International consensus guidelines for the management of advanced breast cancer（ABC guidelines 6 and 7）[J]. Breast，2024，76：103756.

[2] Swain S M，Kim S B，Cortés J，et al. Pertuzumab，Trastuzumab，and Docetaxel for HER2-positive metastatic breast cancer（CLEOPATRA study）：overall survival results from a randomised，double-blind，placebo-controlled，phase 3 study [J]. Lancet Oncol，2013，14（6）：461-471.

[3] Xu B，Yan M，Ma F，et al. Pyrotinib plus Capecitabine versus Lapatinib plus Capecitabine for the treatment of HER2-positive metastatic breast cancer（PHOEBE）：a multicentre，open-label，randomised，controlled，phase 3 trial [J]. Lancet Oncol，2021，22（3）：351-360.

[4] Wang T，Zhang P，Di L，et al. Efficacy and safety of Inetetamab in combination with chemotherapy as first-line treatment of HER2-positive metastatic breast cancer：a subgroup analysis in the HOPES study [J]. Transl Breast Cancer Res，2022，15（3）：21-42.

[5] Rugo H S, Im S A, Cardoso F, et al. Efficacy of Margetuximab vs Trastuzumab in Patients With Pretreated ERBB2-Positive Advanced Breast Cancer: A Phase 3 Randomized Clinical Trial [J]. JAMA Oncol, 2021, 7 (4): 573-584.

[6] Lin N U, Borges V, Anders C, et al. Intracranial efficacy and survival with Tucatinib plus Trastuzumab and Capecitabine for previously treated HER2-positive breast cancer with brain metastases in the HER2CLIMB trial [J]. J Clin Oncol, 2020, 38 (23): 2610-2619.

[7] Verma S, Miles D, Gianni L, et al. Trastuzumab Emtansine for HER2-positive advanced breast cancer [J]. N Engl J Med, 2012, 367 (19): 1783-1791.

[8] Cortés J, Kim S B, Chung W P, et al. Trastuzumab Deruxtecan versus Trastuzumab Emtansine for breast cancer [J]. N Engl J Med, 2022, 386 (12): 1143-1154.

[9] Litton J K, Rugo H S, Ettl J, et al. Talazoparib in patients with advanced breast cancer and a germline BRCA mutation [J]. N Engl J Med, 2018, 379 (8): 753-763.

[10] Robson M E, Tung N, Conte P, et al. OlympiAD final overall survival and tolerability results: Olaparib versus chemotherapy treatment of physician's choice in patients with a germline BRCA mutation and HER2-negative metastatic breast cancer [J]. Ann Oncol, 2019, 30 (4): 558-566.

[11] Turner N C, Ro J, André F, et al. Palbociclib in hormone-receptor-positive advanced breast cancer [J]. N Engl J Med, 2015, 373 (3): 209-219.

[12] Goetz M P, Toi M, Campone M, et al. MONARCH 3: Abemaciclib as initial therapy for advanced breast cancer [J]. J Clin Oncol, 2017, 35 (32): 3638-3646.

[13] Hortobagyi G N, Stemmer S M, Burris H A, et al. Overall survival with Ribociclib plus Letrozole in advanced breast cancer [J]. N Engl J Med, 2022, 386 (10): 942-950.

[14] Zhang P, Zhang Q, Tong Z, et al. Dalpiciclib plus Letrozole or Anastrozole versus Placebo plus Letrozole or Anastrozole as first-line treatment in patients with hormone receptor positive, HER2-negative advanced breast cancer (DAWNA-2): a multicentre, randomised, double-blind, placebo-controlled, phase 3 trial [J]. Lancet Oncol, 2023, 24 (6): 646-657.

[15] Schneider B P, Wang M, Radovich M, et al. Association of vascular endothelial growth factor and vascular endothelial growth factor receptor-2 genetic polymorphisms with outcome in a trial of Paclitaxel compared with Paclitaxel plus Bevacizumab in advanced breast cancer: ECOG 2100 [J]. J Clin Oncol, 2008, 26 (28): 4672-4678.

[16] Miles D W, de Haas S L, Dirix L Y, et al. Biomarker results from the AVADO phase 3 trial of first-line Bevacizumab plus Docetaxel for HER2-negative metastatic breast cancer [J]. Br J Cancer, 2013, 108 (5): 1052-1060.

[17] Robert N J, Diéras V, Glaspy J, et al. RIBBON-1: randomized, double-blind, placebo-controlled, phase Ⅲ trial of chemotherapy with or without Bevacizumab for first-line treatment of human epidermal growth factor receptor 2-negative, locally recurrent or metastatic breast cancer [J]. J Clin Oncol, 2011, 29 (10): 1252-1260.

[18] André F, Ciruelos E, Rubovszky G, et al. Alpelisib for PIK3CA-mutated, hormone receptor-positive advanced breast cancer [J]. N Engl J Med, 2019, 380 (20): 1929-1940.

[19] Turner N C, Oliveira M, Howell S J, et al. Capivasertib in hormone receptor-positive advanced breast cancer [J]. N Engl J Med, 2023, 388 (22): 2058-2070.

[20] Baselga J, Campone M, Piccart M, et al. Everolimus in postmenopausal hormone-receptor-positive advanced breast cancer [J]. N Engl J Med, 2012, 366 (6): 520-529.

[21] Jiang Z, Li W, Hu X, et al. Tucidinostat plus Exemestane for postmenopausal patients with advanced, hormone receptor-positive breast cancer (ACE): a randomised, double-blind, placebo-controlled, phase 3 trial [J]. Lancet Oncol, 2019, 20 (6): 806-815.

[22] Bardia A, Hurvitz S A, Tolaney S M, et al. Sacituzumab Govitecan in metastatic triple-negative breast cancer [J]. N Engl J Med, 2021, 384 (16): 1529-1541.

[23] National Comprehensive Cancer Network (NCCN) . NCCN Clinical Practice Guidelines in Oncology: Breast Cancer (Version 4. 2024) [J/OL]. 2024. http: //www. nccn. org.

2.4 免疫治疗原则

在三阴性乳腺癌（triple-negative breast cancer，TNBC）中，免疫检查点抑制剂联合化疗在新辅助治疗及晚期一线治疗中显示出令人鼓舞的疗效。

2.4.1 新辅助/辅助免疫治疗

（1）新辅助免疫治疗的目的，同三阴性乳腺癌新辅助化疗，即：①针对不可手术的患者通过新辅助治疗，使肿瘤缩小降期成为可手术的患者；②针对可手术但不能行保乳或保腋窝手术的患者，使肿瘤缩小降期达到能保乳或保腋窝手术；③获得肿瘤药物治疗的敏感性信息，预测疗效、指导后续治疗。

（2）对于符合新辅助化疗条件的Ⅱ～Ⅲ期 TNBC 患者，可以考虑在新辅助治疗阶段采用免疫联合化疗方案。新辅助免疫治疗的适应证：①三阴性乳腺癌；②肿瘤分期为Ⅱ～Ⅲ期（T1cN1～2 期或 T2～4N0～2 期）；③可手术，有保乳或保留腋窝的意愿，但未达到保乳或保留腋窝条件。

（3）中国指南或共识建议患者在手术前完成 6～8 个周期治疗的标准持续时间，在治疗期间推荐每 2 个周期进行 1 次疗效评估，治疗有效患者，应完成预设疗程，无效患者应及时调整治疗方案。

（4）新辅助免疫治疗可考虑程序性细胞死亡蛋白 1（programmed cell death protein 1，PD-1）抑制剂，我国乳腺癌免疫治疗临床应用专家共识支持 TNBC 新辅助治疗与 PD-L1 表达无关，而帕博利珠单抗（Pembrolizumab）国内适应证仅批准用于肿瘤表达 PD-L1（programmed cell death ligand 1）联合阳性评分（combined positive score，CPS）≥20 的早期高危 TNBC 患者。基于 KEYNOTE-522 研究，免疫联合的化疗方案推荐紫杉类＋铂类序贯蒽环类药物方案[1-3]；紫杉类＋铂类双药方案也作为可选的联合化疗方案[2]。

（5）对于新辅助治疗后的术后辅助治疗[2,4]，若术前已使用 PD-1 抑制剂，新辅助治疗后达到病理学完全缓解（pCR）的患者，术后推荐继续 PD-1 抑制剂治疗满 1 年，未达到 pCR 患者（non-pCR），术后可考虑继续使用 PD-1 抑制剂满 1 年。

参考文献

[1] Wang K, Yang J, Wang B, et al. Expert consensus on the clinical application of immunotherapy in breast cancer: 2024. Transl Breast Cancer Res, 2024, 5: 9. doi: 10.21037/tbcr-24-15. PMID: 38751677; PMCID: PMC11094404.

[2] 中国临床肿瘤学会指南工作委员会. 中国临床肿瘤学会(CSCO)乳腺癌诊疗指南 2025. 北京:人民卫生出版社,2025.

[3] Schmid P, Cortes J, Pusztai L, et al. KEYNOTE-522 Investigators. Pembrolizumab for Early Triple-Negative Breast Cancer. N Engl J Med. 2020, 382 (9): 810-821. doi: 10.1056/NEJMoa1910549. PMID: 32101663.

[4] 中国抗癌协会乳腺癌专业委员会,中华医学会肿瘤分会乳腺肿瘤学组. 中国抗癌协会与中华医学会肿瘤学分会乳腺癌诊治指南与规范(2025 年版精华本). 上海:复旦大学出版社,2025.

2.4.2 晚期乳腺癌免疫治疗

当 PD-L1 阳性时,免疫治疗联合化疗能显著提高患者无进展生存期(progression free survival,PFS)和总生存期(overall survival,OS),可作为 TNBC 患者一线标准治疗方案[1]。

(1)对于 PD-L1 阳性的晚期 TNBC 患者,基于 KEYNOTE-355 研究[2]及 TORCHLIGHT 研究[3],推荐使用化疗联合免疫检查点抑制剂。一线治疗方案可考虑帕博利珠单抗(CPS≥10)+化疗(如白蛋白紫杉醇、紫杉醇,或吉西他滨+卡铂)或特瑞普利单抗(CPS≥1)+白蛋白紫杉醇[4]。

(2)原发灶和复发/转移灶均可用于 PD-L1 检测。优先推荐对复发/转移病灶进行 PD-L1 检测。

(3)既往出现免疫相关不良反应的患者再次使用免疫治疗的总体原则　在出现较重免疫相关不良反应后再次使用免疫治疗需要十分谨慎,应密切监测相关器官免疫相关不良反应的再次发生:①如果再次发生免疫相关不良反应,需要永久停药。②再次使用免疫治疗前需评估患者的肿瘤状态(如达到客观缓解,考虑到毒性复发风险,不推荐再次使用免疫治疗,再次治疗前应与患者沟通风险/获益)。③由一类免疫治疗引起的严重免疫相关不良反应需要永久停止同种类型的免疫治疗,中度免疫相关不良反应也需要谨慎。④除了一些特殊情况,2 级免疫相关不良反应在毒性恢复到 1 级时,可考虑重新开始免疫治疗,因为免疫相关不良反应而暂停治疗的,建议在咨询相关专科疾病专家后重新开始治疗。

西安交通大学第一附属医院　周　灿

哈尔滨医科大学附属肿瘤医院　蔡　莉

参考文献

[1] 中国抗癌协会乳腺癌专业委员会，中华医学会肿瘤学分会乳腺肿瘤学组．中国抗癌协会与中华医学会肿瘤学分会乳腺癌诊治指南与规范（2025 年版精华本）. 上海：复旦大学出版社，2025.

[2] Cortes J，Rugo H S，Cescon D W，et al. Pembrolizumab plus chemotherapy in advanced triple-negative breast cancer. N Engl J Med，2022，387 (3)：217-226.

[3] Jiang Z，Ouyang Q，Sun T，et al. Toripalimab plus nab-paclitaxel in metastatic or recurrent triple-negative breast cancer：a randomized phase 3 trial. Nat Med，2024，30（1）：249-256. doi：10. 1038/s41591-023-02677-x. Epub，2024 Jan 8. PMID：38191615.

[4] 中国临床肿瘤学会指南工作委员会．中国临床肿瘤学会（CSCO）免疫检查点抑制剂相关的毒性管理指南 2025. 北京：人民卫生出版社，2025.

3

乳腺癌的药物治疗方案

3.1 HER2阳性乳腺癌

3.1.1 新辅助治疗

3.1.1.1 新辅助治疗方案

临床研究证明，HER2 阳性乳腺癌的新辅助治疗，曲妥珠单抗联合化疗与单用化疗相比能显著提高 pCR 率，奠定了曲妥珠单抗在 HER2 阳性乳腺癌新辅助治疗中的标准地位。随着双靶治疗研究的开展和相关结果的公布，各指南专家组普遍认为，在新辅助治疗阶段，治疗方案应包括抗 HER2 的靶向治疗和化疗，凡是符合单靶向治疗的患者都可以考虑双靶治疗。目前 HER2 阳性乳腺癌新辅助治疗的推荐方案有 TCbHP、THP、TH＋吡咯替尼、AC-THP 等，患者也可考虑参加科学合理的临床试验，如抗 HER2 的 ADC 治疗等。

注：T—紫杉类，包括多西他赛、白蛋白紫杉醇、紫杉醇；A—蒽环类，包括表柔比星、吡柔比星、多柔比星；C—环磷酰胺；Cb—卡铂；H—曲妥珠单抗；P—帕妥珠单抗。

3.1.1.2 具体方案的疗效及安全性

（1）TCbHP（KRISTINE 研究——国际多中心、随机、开放标签、Ⅲ期研究）[1,2]

每 3 周为 1 个周期，术前 6 周期，每 2 周期评价疗效。术后 HP（曲妥珠单抗＋帕妥珠单抗）抗 HER2 治疗 12 周期。

—多西他赛：75mg/m^2，静脉滴注 d1，每 3 周；

—卡铂：AUC＝6，静脉滴注 d1，每 3 周；

—曲妥珠单抗：负荷剂量 8mg/kg，维持剂量 6mg/kg，静脉滴注 d1，每 3 周；

—帕妥珠单抗：负荷剂量 840mg，维持剂量 420mg，静脉滴注 d1，每 3 周。

适用人群

入组了全球 68 个中心的 444 例患者，均为年龄 18 岁或以上，可手术的，临床分期 cT2～T4/cN0～3/cM0（Ⅱ～Ⅲ期）的乳腺癌患者（T＞2cm），中心实验室确认 HER2 阳性（IHC3＋或基因扩增），ECOG PS 评分 0～1 分，基线的左室射血分数（LVEF）≥55％（入组时间：2014 年 6 月 25 日至 2015 年 6 月 15 日）。

疗效

444 例患者随机分配到两个治疗组——223 例接受 T-DM1＋P（恩美曲妥珠单抗＋帕妥珠单抗）治疗，手术后继续原方案 12 周期治疗；221 例接受 6 周期 TCb-HP（多西他赛＋卡铂＋曲妥珠单抗＋帕妥珠单抗）治疗，手术治疗后行 12 周期 HP 抗 HER2 治疗。TCbHP 较 T-DM1＋P 显著提高了 pCR 率（55.7％ vs. 44.4％；$P=0.016$）。T-DM1＋P 组 EFS（event-free survival）的风险高于 TCbHP 组（HR＝2.61，95％ CI 1.36～4.98），T-DM1＋P 组和 TCbHP 组的 3 年 EFS 率分别为 85.3％（95％CI 80.5％～90.1％）和 94.2％（95％CI 91.0％～97.4％）。

安全性

TCbHP 新辅助治疗常见不良反应发生率

不良反应	1～2 级	3 级	4 级
脱发	63％	＜1％	0
腹泻	58％	15％	1％
恶心	57％	1％	0
疲乏	37％	3％	0
呕吐	28％	3％	0
贫血	25％	10％	0
无力	22％	3％	0
皮疹	22％	＜1％	0
口腔炎	22％	＜1％	0
味觉障碍	20％	0	0
便秘	17％	0	0
食欲下降	15％	1％	0
黏膜炎症	13％	＜1％	0
头痛	12％	＜1％	0
发热	12％	＜1％	0
腹痛	12％	＜1％	0
鼻衄	11％	0	0
外周神经毒性	9％	＜1％	0
血小板减少	8％	1％	＜1％
体重减轻	8％	＜1％	0
丙氨酸氨基转移酶(ALT)升高	8％	2％	0

续表

不良反应	1～2 级	3 级	4 级
头晕	8%	<1%	0
天冬氨酸氨基转移酶(AST)升高	7%	<1%	0
上腹痛	7%	<1%	0
低钾血症	6%	2%	0
中性粒细胞减少	3%	9%	16%
白细胞减少	3%	<1%	<1%

（2）THP（NeoSphere 研究——国际多中心、随机、开放标签、Ⅱ期研究）[3,4]

每 3 周为 1 个周期，术前 4 周期治疗，术后行 FEC（氟尿嘧啶＋表柔比星＋环磷酰胺）辅助化疗 3 周期，并继续行曲妥珠单抗（H）抗 HER2 治疗满 1 年。

—多西他赛：首次 75mg/m^2，之后逐渐加量至 100mg/m^2，静脉滴注，d1，每 3 周；

—曲妥珠单抗：负荷剂量 8mg/kg，维持剂量 6mg/kg，静脉滴注，d1，每 3 周；

—帕妥珠单抗：负荷剂量 840mg，维持剂量 420mg，静脉滴注，d1，每 3 周。

适用人群

入组了全球 59 个中心的 417 例患者，均为年龄≥18 岁，HER2 阳性、可手术（T2～3、N0～1、M0）、局部晚期（T2～3、N2～3、M0 或 T4a～c，任何 N 型、M0）或炎症性（T4d，任何 N 型、M0）乳腺癌，原发肿瘤直径大于 2cm，既往未接受过任何抗肿瘤治疗。经新辅助治疗后，最终 392 人按计划接受了手术治疗（入组时间：2007 年 12 月 7 日至 2009 年 12 月 22 日）。

疗效

417 例患者分配到 4 个治疗组。A 组：107 例接受 TH（多西他赛＋曲妥珠单抗）治疗；B 组：107 例接受 THP（多西他赛＋曲妥珠单抗＋帕妥珠单抗）治疗；C 组：107 例接受 HP（曲妥珠单抗＋帕妥珠单抗）治疗；D 组：96 例接受 TP（多西他赛＋帕妥珠单抗）治疗。B 组患者行 THP 方案新辅助治疗后，经手术治疗 pCR 率显著提高（A、B、C、D 组 pCR 率分别为 29%、45.8%、16.8%和 24.0%）。

安全性

THP 新辅助治疗常见不良反应发生率

不良反应	任何级别	≥3 级
脱发	64%	0
中性粒细胞减少	50%	45%
腹泻	46%	6%

续表

不良反应	任何级别	≥3 级
恶心	38%	0
疲乏	26%	0
皮疹	26%	2%
黏膜炎症	26%	0
肌痛	22%	0
无力	21%	2%
头痛	11%	0

（3）TH＋吡咯替尼（PHEDRA 研究——中国多中心、随机、双盲、安慰剂对照、Ⅲ期研究）[5]

每 3 周为 1 个周期，术前 4 周期，之后手术治疗，术后行 FEC（氟尿嘧啶＋表柔比星＋环磷酰胺）辅助化疗 3 周期，之后进行医生选择的治疗方案。

—多西他赛：100mg/m^2，静脉滴注，d1，每 3 周；

—曲妥珠单抗：负荷剂量 8mg/kg，维持剂量 6mg/kg，静脉滴注，d1，每 3 周；

—吡咯替尼：400mg，口服，每日 1 次。

适用人群

入组了中国不同地区 17 个中心的 355 例患者，均为年龄 18～75 岁、经病理学证实 HER2 阳性、早期（T2～3，N0～1，M0）或局部晚期（T2～3，N2～3，M0）乳腺癌、原发肿瘤直径大于 2cm、未接受过抗肿瘤治疗的女性（入组时间：2018 年 7 月 23 日至 2021 年 1 月 8 日）。

疗效

355 例患者分配到吡咯替尼组（178 例）和安慰剂组（177 例），两组患者经新辅助治疗后进行手术治疗，术后独立评审委员会评估的吡咯替尼组和安慰剂组总病理学完全缓解（tpCR）率分别为 41.0% vs. 22.0%，吡咯替尼组较安慰剂组显著提高 19%（95% CI 9.5%～28.4%），单侧 $P<0.0001$，研究者评估的 tpCR 率，两组分别为 44.4% vs. 24.3%，客观缓解率（ORR）吡咯替尼组绝对提升 9.7%（91.6% vs. 81.9%）。

安全性

TH＋吡咯替尼新辅助治疗常见不良反应发生率

不良反应	任何级别	≥3 级
腹泻	100%	44.4%
呕吐	73.6%	12.9%

续表

不良反应	任何级别	≥3级
贫血	66.3%	6.2%
脱发	62.4%	0
恶心	47.8%	0.6%
乏力	42.1%	0
丙氨酸氨基转移酶(ALT)升高	40.4%	2.8%
天冬氨酸氨基转移酶(AST)升高	37.1%	1.1%
白细胞减少	34.8%	16.3%
体重下降	33.1%	0
皮疹	32.6%	1.1%
中性粒细胞减少	32.0%	18.5%
食欲下降	30.9%	1.1%
骨痛	23.0%	0
疼痛	21.9%	0
失眠	21.9%	0
发热	21.3%	1.1%
手足综合征	20.8%	0.6%
上腹痛	19.7%	0.6%
口腔炎	18.5%	2.2%
低钾血症	15.7%	5.1%
高甘油三酯血症	14.6%	0.6%
便秘	12.4%	0
咳嗽	9.6%	0

（4）**TCbHP**（TRAIN-2 研究——国际多中心、随机、开放标签、Ⅲ期研究）[6,7]

每3周为1个周期，术前共9周期。

—紫杉醇：80mg/m^2，静脉滴注，d1、d8，每3周；

—卡铂：AUC=6，静脉滴注，d1，每3周；

—曲妥珠单抗：负荷剂量8mg/kg，维持剂量6mg/kg，静脉滴注，d1，每3周；

—帕妥珠单抗：负荷剂量840mg，维持剂量420mg，静脉滴注，d1，每3周。

适用人群

入组了荷兰37家医院的438名患者，均为≥18岁、既往未经治疗、组织学确诊为Ⅱ～Ⅲ期HER2阳性乳腺癌（入组时间：2013年12月9日至2016年1月14日）。

疗效

438名患者按1∶1随机分配到2个治疗组，其中418名患者可评估主要终点，3FEC＋HP→6TCb＋HP组（蒽环类药物组）212名，9TCb＋HP组（不含蒽环类药物组）206名。蒽环类药物组pCR率为67%（95%CI 60%～73%），不含蒽环类药物组pCR率为68%（95%CI 61%～74%），$P=0.95$。两组3年EFS分别为92.7%和93.6%，HR＝0.90（95%CI 0.50～1.63）。两组疗效无显著差异。

安全性

两组常见不良反应发生率

不良反应	蒽环药物组		不含蒽环药物组	
	3级	4级	3级	4级
中性粒细胞减少	42%	18%	48%	6%
贫血	20%	<1%	21%	
血小板减少	14%	3%	16%	3%
腹泻	12%	0	17%	<1%
粒细胞缺乏性发热	10%	<1%	1%	0
低钾血症	8%	<1%	4%	0
周围感觉神经病变	5%	0	7%	0
丙氨酸氨基转移酶(ALT)升高	5%	0	4%	0
乏力	4%	0	6%	0
口腔炎	3%	0	1%	0
γ-谷氨酰转移酶(GGT)升高	3%	0	3%	<1%
脱水	2%	0	<1%	0
高血压	2%	0	<1%	0

（5）THP（PENOY研究——中国多中心、随机、双盲、安慰剂对照、Ⅲ期研究）[8,9]

每3周为1个周期，术前共4周期，术后先接受3个周期的FEC（氟尿嘧啶＋表柔比星＋环磷酰胺），随后再继续13个周期的抗HER2治疗。

—多西他赛：75mg/m^2，静脉滴注，d1，每3周；

—曲妥珠单抗：负荷剂量8mg/kg，维持剂量6mg/kg，静脉滴注，d1，每3周；

—帕妥珠单抗：负荷剂量840mg，维持剂量420mg，静脉滴注，d1，每3周。

适用人群

入组了亚洲多个国家329名早期（T2～3，N0～1，M0）或局部晚期（T2～3，N2或N3，M0；T4，任何N，M0）HER2阳性的女性乳腺癌患者（入组时间：2016年3月14日至2017年3月13日）。

疗效

329名女性患者按2∶1随机分配到帕妥珠单抗组（THP新辅助治疗组）219名、安慰剂组（TH新辅助治疗组）110人。在意向治疗人群中，帕妥珠单抗组的总病理学完全缓解率为39.3%（219人中的86人），安慰剂组为21.8%（110人中的24人），两组差异为17.5%（95% CI 6.9%～28.0%），$P=0.001$。帕妥珠单抗组客观缓解率为88.6%（95% CI 83.6%～92.5%），安慰剂组为78.2%（95% CI 69.3%～85.5%），两组差异为10.4%（95% CI 1.1%～19.7%）。

安全性

THP组不良反应发生率

不良反应	任何级别
10种最常见的不良反应	
脱发	49.1%
中性粒细胞减少	48.2%
白细胞减少	42.2%
腹泻	38.5%
贫血	24.3%
丙氨酸氨基转移酶(ALT)升高	22.5%
恶心	20.6%
天冬氨酸氨基转移酶(AST)升高	17.0%
发热	14.2%
上呼吸道感染	15.1%
输液反应	22.0%
≥3级	48.6%
中性粒细胞减少	38.1%
白细胞减少	20.6%
严重不良反应	10.1%
发热性中性粒细胞减少症	1.8%
死亡	0.5%

HER2 阳性乳腺癌新辅助治疗代表性临床研究汇总

研究简称	研究分期	发表时间	地区	人数	分组	病理学完全缓解(pCR)率	P 值	远期疗效	HR 值	≥3 级中性粒细胞减少	≥3 级腹泻
KRISTINE[1,2]	Ⅲ	2018 年和 2019 年	全球	223	T-DM1+P	44.4%	0.016	85.3%(3 年 EFS 率)	2.61 (95% CI 1.36～4.98)	<1%	<1%
				221	TCbHP	55.7%		94.2%(3 年 EFS 率)		25%	16%
NeoSphere[3,4]	Ⅱ	2012 年和 2016 年	全球	107	A 组：TH	29%	—	81%(5 年 PFS 率)	—	1%	4%
				107	B 组：THP	45.8%	0.0141 (vs. A 组)	86%(5 年 PFS 率)	0.69 (95% CI 0.34～1.40) vs. A 组	45%	6%
				107	C 组：HP	16.8%	0.0198 (vs. A 组)	73%(5 年 PFS 率)	1.25 (95% CI 0.68～2.30) vs. A 组	0	0
				96	D 组：TP	24.0%	0.003 (vs. B 组)	73%(5 年 PFS 率)	2.05 (95% CI 1.07～3.93) vs. B 组	6%	4%
PHEDRA[5]	Ⅲ	2022 年	中国	178	TH+吡咯替尼	41.0%	<0.0001	—	—	18.5%	44.4%
				177	TH+安慰剂	22.0%		—		20.3%	5.1%

续表

研究简称	研究分期	发表时间	地区	人数	分组	病理学完全缓解(pCR)率	P 值	远期疗效	HR 值	≥3 级中性粒细胞减少	≥3 级腹泻
TRAIN-2[6,7]	Ⅲ	2018 年和 2021 年	荷兰	219	3FEC+HP→6TCb+HP	37%	0.95	92.7%(3 年 EFS 率)	0.90(95% CI 0.50～1.63)	60%,其中 10%粒细胞缺乏性发热	12%
				219	9TCb+HP	68%		93.6%(3 年 EFS 率)		54%,其中 1%粒细胞缺乏性发热	18%
PENOY[8,9]	Ⅲ	2020 年和 2024 年	亚洲	219	4THP+手术+3FEC→13HP	39.3%	0.001	84.8%(5 年 EFS 率)	0.53(95% CI 0.32～0.89)	38.1%	—
				110	4TH+手术+3FEC→13H	21.8%		73.7%(5 年 EFS 率)		32.7%	—

专家点评

KRISTINE研究证实了TCbHP方案在新辅助治疗中的有效性和安全性，而TRAIN-2研究显示与含蒽环类药物方案相比，TCbHP方案可以获得相似的pCR率，但在粒细胞缺乏性发热等毒性反应上明显更低，因此术前建议首选TCbHP方案。但临床中对于部分患者，如年龄＞60岁、肿瘤负荷较小或者无法耐受含铂联合方案的患者，也可考虑6周期THP方案治疗。

PHEDRA研究是中国开展的一项Ⅲ期随机对照研究，旨在探索吡咯替尼联合曲妥珠单抗和多西他赛，对比安慰剂联合曲妥珠单抗和多西他赛新辅助治疗HER2阳性早期或局部晚期乳腺癌的疗效和安全性，结果显示吡咯替尼组tpCR率为41%，安慰剂组仅22%，在优效性检验中达到了统计学意义上的差距，证实了小分子TKI和大分子单抗联合方案新辅助治疗能够为HER2阳性乳腺癌带来获益。

NeoSphere研究显示，在TH基础上增加帕妥珠单抗可以进一步提高HER2阳性乳腺癌pCR率。PEONY研究验证了亚洲人群中THP方案的有效性和安全性，但研究设计时，THP新辅助治疗4个周期后手术，术后暂停双靶治疗，完成3周期FEC后再继续双靶治疗，因此也有一些专家对此方案的临床可行性存在争议。

新辅助治疗是否最终能给患者带来获益，除了评价近期疗效pCR外，远期疗效治疗指标DFS/iDFS/EFS更为重要，以上部分研究的远期疗效已公布了阳性结果，我们也期待在更长的随访中患者能够持续获益。

中国医学科学院肿瘤医院　王　雪

宁夏回族自治区人民医院　刘新兰

参考文献

[1] Hurvitz S A, Martin M, Symmans W F, et al. Neoadjuvant trastuzumab, pertuzumab, and chemotherapy versus trastuzumab emtansine plus pertuzumab in patients with HER2-positive breast cancer (KRISTINE): a randomised, open-label, multicentre, phase 3 trial [J]. Lancet Oncol, 2018, 19 (1): 115-126.

[2] Hurvitz S A, Martin M, Jung K H, et al. Neoadjuvant Trastuzumab Emtansine and Pertuzumab in Human Epidermal Growth Factor Receptor 2-Positive Breast Cancer: Three-Year Outcomes From the Phase Ⅲ KRISTINE Study [J]. J Clin Oncol, 2019, 37 (25): 2206-2216.

[3] Gianni L, Pienkowski T, Im Y H, et al. Efficacy and safety of neoadjuvant pertuzumab and trastuzumab in women with locally advanced, inflammatory, or early HER2-positive breast cancer (NeoSphere): a randomised multicentre, open-label, phase 2 trial [J]. Lancet On-

col，2012，13（1）：25-32.

[4] Gianni L，Pienkowski T，Im Y H，et al. 5-year analysis of neoadjuvant pertuzumab and trastuzumab in patients with locally advanced，inflammatory，or early-stage HER2-positive breast cancer（NeoSphere）：a multicentre，open-label，phase 2 randomised trial [J]. Lancet Oncol，2016，17（6）：791-800.

[5] Wu J，Jiang Z，Liu Z，et al. Neoadjuvant pyrotinib，trastuzumab，and docetaxel for HER2-positive breast cancer（PHEDRA）：a double-blind，randomized phase 3 trial [J]. BMC Med，2022，20（1）：498.

[6] van Ramshorst M S，van der Voort A，van Werkhoven E D，et al. Neoadjuvant chemotherapy with or without anthracyclines in the presence of dual HER2 blockade for HER2-positive breast cancer（TRAIN-2）：a multicentre，open-label，randomised，phase 3 trial [J]. Lancet Oncol，2018，19（12）：1630-1640.

[7] van der Voort A，van Ramshorst M S，van Werkhoven E D，et al. Three-Year Follow-up of Neoadjuvant Chemotherapy With or Without Anthracyclines in the Presence of Dual ERBB2 Blockade in Patients With ERBB2-Positive Breast Cancer：A Secondary Analysis of the TRAIN-2 Randomized，Phase 3 Trial [J]. JAMA Oncol，2021，7（7）：978-984.

[8] Shao Z，Pang D，Yang H，et al. Efficacy，Safety，and Tolerability of Pertuzumab，Trastuzumab，and Docetaxel for Patients With Early or Locally Advanced ERBB2-Positive Breast Cancer in Asia：The PEONY Phase 3 Randomized Clinical Trial [J]. JAMA Oncol，2020，6（3）：e193692.

[9] Huang L，Pang D，Yang H，et al. Neoadjuvant-adjuvant pertuzumab in HER2-positive early breast cancer：final analysis of the randomized phase Ⅲ PEONY trial [J]. Nat Commun，2024，15（1）：2153.

3.1.2 辅助治疗

3.1.2.1 辅助治疗方案

多项临床研究证明，曲妥珠单抗是 HER2 阳性乳腺癌辅助抗 HER2 靶向治疗的基础，目前推荐的治疗时间仍为 1 年，可与化疗同时使用或化疗后序贯使用，更推荐同时使用。高复发风险的 HER2 阳性早期乳腺癌患者，H（曲妥珠单抗）与 P（帕妥珠单抗）双靶方案较 H 单靶方案可显著降低复发风险，其中淋巴结阳性患者获益最多。因此，对具有高复发风险的 HER2 阳性早期乳腺癌患者，推荐辅助 HP 双靶治疗联合化疗。淋巴结阴性的 HER2 阳性患者，当伴有其他不良预后指标（如 Ki-67 增殖指数＞30％、G3、pT2＋等）时，也可推荐 HP 辅助双靶治疗。目前 HER2 阳性乳腺癌辅助治疗的推荐方案有 TCH、wPH、TCbH（＋P）、AC-TH（＋P）等。

注：T—紫杉类，包括多西他赛、紫杉醇；wP—紫杉醇周疗；A—蒽环类，包括表柔比星、吡柔比星、多柔比星；C—环磷酰胺；Cb—卡铂；H—曲妥珠单抗；P—帕妥珠单抗。

高复发风险的Ⅱ～Ⅲ期 HER2 阳性的乳腺癌患者，如完成 1 年辅助靶向治疗（H 或 HP）后再口服 1 年的奈拉替尼，可改善患者无病生存率，其中激素受体阳性人群获益更大。

3.1.2.2 新辅助治疗后的辅助治疗方案

如果新辅助化疗联合靶向治疗后病理学完全缓解（pCR），建议完成总长度 1 年的曲妥珠单抗±帕妥珠单抗抗 HER2 靶向治疗。多数中国专家支持无论术前淋巴结是否存在转移，均建议曲妥珠单抗联合帕妥珠单抗的双靶治疗。对新辅助治疗后 non-pCR，目前首先推荐术后恩美曲妥珠单抗（T-DM1）单药治疗。当 T-DM1 未可及或不能耐受时，建议完成总长度 1 年的曲妥珠单抗±帕妥珠单抗抗 HER2 靶向治疗后加用 1 年奈拉替尼治疗。另外，目前多项真实世界研究支持新辅助治疗后 non-pCR 患者行 T-DM1 强化治疗后可考虑加用 1 年奈拉替尼治疗。

3.1.2.3 具体方案的远期疗效及安全性

- **wPH**（APT 研究[1,2]——国际多中心、开放标签、单臂、Ⅱ期研究）

每周给紫杉醇联合曲妥珠单抗，持续 12 周，后曲妥珠单抗（H）抗 HER2 治疗满 1 年。

—紫杉醇：$80mg/m^2$，静脉滴注，d1，每周；

—曲妥珠单抗：化疗期间负荷剂量 4mg/kg，维持剂量 2mg/kg，静脉滴注，d1，每周；随后维持剂量 6mg/kg，静脉滴注，d1，每 3 周，至治疗满 1 年。

适用人群

入组了美国 13 个城市 16 个中心的 410 例患者，年龄≥18 岁，肿瘤大小≤3cm，淋巴结阴性，中心实验室确认 HER2 阳性（IHC3＋或基因扩增），ECOG PS 评分 0～1 分，基线的左心室射血分数（LVEF）≥50%（入组时间：2007 年 10 月 29 日到 2010 年 09 月 03 日）。

远期疗效

中位随访 10 年（IQR 7～11 年）后，在纳入分析人群的 406 例患者中，31 例观察到侵袭性无病生存事件，其中 6 例（19.4%）为同侧局部复发，9 例（29.0%）为对侧新发乳腺癌，6 例（19.4%）为远处转移，10 例（32.3%）死亡。

10 年 iDFS 率为 91.3%（95% CI 88.3%～94.4%），10 年无复发间隔率为 96.3%（95% CI 94.3%～98.3%），10 年 OS 率为 94.3%（95% CI 91.8%～

96.8%)，10 年乳腺癌特异性生存率为 98.8%（95% CI 97.6%～100%）。HER2DX 风险评分与侵袭性无病生存［每 10 个单位增量的风险比（HR）为 1.24（95% CI 1.00～1.52）；P=0.047］和无复发间隔［1.45（95% CI 1.09～1.93）；P=0.011］显著相关。

安全性

wPH 辅助治疗常见不良反应发生率

不良反应	2 级	3 级	4 级
乏力	20.0%	2.2%	0
腹泻	11.6%	1.5%	0
神经病变	9.6%	3.4%	0
中性粒细胞减少	6.4%	3.7%	0.5%
高血糖症	8.6%	1.7%	0
白细胞减少	6.9%	2.5%	0
过敏反应	6.9%	1.5%	0.2%
ALT 升高	5.7%	1.7%	0
贫血	6.9%	0.2%	0

• TCH（单臂、开放标签、Ⅱ期研究[3]）

每 3 周为 1 个周期，共 4 个周期，后曲妥珠单抗（H）抗 HER2 治疗满 1 年。

—多西他赛：75mg/m^2，静脉滴注，d1，每 3 周；

—环磷酰胺：600mg/m^2，静脉滴注，d1，每 3 周；

—曲妥珠单抗：化疗期间负荷剂量 4mg/kg，维持剂量 2mg/kg，静脉滴注，d1，每周；随后维持剂量 6mg/kg，静脉滴注，d1，每 3 周，至治疗满 1 年。

适用人群

入组了全美门诊癌症诊所登记在美国肿瘤研究网络的 493 例患者，均为 18～75 岁患者，中心实验室确认 HER2 阳性（IHC3+或基因扩增），ECOG PS 评分 0～1 分（入组时间：2007 年 6 月 15 日到 2009 年 8 月 5 日）。

远期疗效

中位随访 36.1 个月（IQR 35.5～36.7 月），有 15 例乳腺癌复发，其中 5 例局部复发、9 例远处转移、1 例局部远处复发。

意向治疗人群 2 年 DFS 率为 97.8%（95%CI 96.0%～98.8%），2 年 OS 率为 99.2%（95%CI 97.8%～99.7%）；190 例 TOP2A 扩增患者的 2 年 DFS 率为 97.8%（95% CI 94.2%～99.2%），2 年 OS 率为 99.5%（95%CI 96.2%～99.9%）；248 例 TOP2A 非扩增患者的 2 年 DFS 率为 97.9%（95%CI 94.9%～99.1%），2 年 OS 率为 98.8%（95% CI 96.2%～99.6%）。

安全性

TCH 辅助治疗常见不良反应发生率

不良反应	任何级别	≥3 级
血液学事件		
中性粒细胞减少	52.4%	47.1%
贫血	26.9%	1.0%
发热性中性粒细胞减少	7.0%	6.2%
血小板减少	3.3%	0.2%
非血液学事件		
乏力	58.4%	4.3%
恶心	44.6%	1.0%
腹泻	38.3%	3.3%
皮疹	21.3%	1.2%
神经病变	20.3%	0.6%
便秘	18.6%	0.2%
水肿	17.7%	0.4%
肌痛	16.3%	0.8%
关节痛	13.5%	0.8%
疼痛	13.1%	0.8%
黏膜炎	18.6%	0.6%
食欲下降	11.5%	0.2%
头痛	11.3%	1.0%
潮热	10.3%	0.2%
发热	8.8%	1.0%
呕吐	9.5%	0.6%
气促	8.4%	1.2%
心功能障碍	6.0%	0.4%

- **AC-TH**（BCIRG-006 研究[4,5]——国际多中心、随机对照、Ⅲ期研究）

每 3 周为 1 个周期，共 8 个周期，后曲妥珠单抗（H）抗 HER2 治疗满 1 年。

—多柔比星：60mg/m^2，静脉滴注，d1，每 3 周；

—环磷酰胺：600mg/m^2，静脉滴注，d1，每 3 周；

—多西他赛：100mg/m^2，静脉滴注，d1，每 3 周；

—曲妥珠单抗：化疗期间负荷剂量 4mg/kg，维持剂量 2mg/kg，静脉滴注，d1，每周；随后维持剂量 6mg/kg，静脉滴注，d1，每 3 周，至治疗满 1 年。

- **TCbH**（BCIRG-006 研究[4,5]——国际多中心、随机对照、Ⅲ期研究）

每 3 周为 1 个周期，共 6 个周期，后曲妥珠单抗（H）抗 HER2 治疗满 1 年。

—多西他赛：75mg/m^2，静脉滴注，d1，每3周；

—卡铂：AUC=6，静脉滴注，d1，每3周；

—曲妥珠单抗：化疗期间负荷剂量4mg/kg，维持剂量2mg/kg，静脉滴注，d1，每周；随后维持剂量6mg/kg，静脉滴注，d1，每3周，至治疗满1年。

适用人群

入组了全球41个国家的3222例患者，均为淋巴结阳性或淋巴结阴性伴高危因素（肿瘤大小>2cm、激素受体阴性、组织学G2～3或年龄<35岁）、中心实验室确认HER2阳性（IHC3+或基因扩增）（入组时间：2001年4月到2004年5月）。

远期疗效

3222例患者随机分配到3个治疗组。A组：1073例接受AC-T（多柔比星+环磷酰胺序贯多西他赛）；B组：1074例接受AC-TH（多柔比星+环磷酰胺序贯多西他赛+曲妥珠单抗）；C组：1075例接受TCbH（多西他赛、卡铂联合曲妥珠单抗）。中位随访10.3年，A组、B组、C组的DFS率分别为67.9%、74.6%和73.0%（P<0.001）；OS率分别为78.7%、85.9%和83.3%（P<0.001）。相较于A组，B组和C组在DFS和OS方面均有显著获益［DFS：B组HR=0.70（95%CI 0.60～0.83；P<0.001），C组HR=0.76（95%CI 0.65～0.90；P<0.001）；OS：B组HR=0.64（95%CI 0.52～0.79；P<0.001），C组HR=0.76（95%CI 0.62～0.93；P=0.0081）］。相比之下，B组和C组在疗效方面没有显著差异。

安全性

AC-TH/TCbH辅助治疗常见不良反应发生率

不良反应	AC-TH	TCbH
≥3级血液学事件		
中性粒细胞减少	71.5%	65.9%
白细胞减少	60.3%	48.2%
发热性中性粒细胞减少	10.9%	9.6%
中性粒细胞减少伴感染	11.9%	11.2%
贫血	3.1%	5.8%
血小板减少	2.1%	6.1%
白血病	0.1%	0.1%
≥3级非血液学事件		
关节痛	3.3%	1.4%
肌痛	5.2%	1.8%
乏力	7.2%	7.2%

续表

不良反应	AC-TH	TCbH
手足综合征	1.9%	0
口腔炎	2.9%	1.4%
腹泻	5.6%	5.4%
恶心	5.7%	4.8%
呕吐	6.7%	3.5%
月经不规律	24.3%	26.5%
特异性非血液学事件		
神经病变(任意级别)		
感觉神经	49.7%	36.0%
运动神经	6.3%	4.3%
指甲变化(任意级别)	43.6%	28.7%
肌痛(任何级别)	55.5%	38.9%
肾功能损害(任何级别)	0	0.1%
≥3 级血肌酐升高	0.3%	0.1%

• **AC-THP**（APHINITY 研究[6,7]——国际多中心、随机对照、Ⅲ期研究）

每 3 周为 1 个周期，共 8 个周期，后曲妥珠单抗＋帕妥珠单抗（HP）抗 HER2 治疗满 1 年。

—多柔比星 60mg/m^2 或表柔比星 90～100mg/m^2，静脉滴注，d1，每 3 周；

—环磷酰胺：600mg/m^2，静脉滴注，d1，每 3 周；

—多西他赛：100mg/m^2，静脉滴注，d1，每 3 周；

—曲妥珠单抗：负荷剂量 8mg/kg，维持剂量 6mg/kg，静脉滴注，d1，每 3 周；

—帕妥珠单抗：负荷剂量 840mg，维持剂量 420mg，静脉滴注，d1，每 3 周。

• **TCbHP**（APHINITY 研究[6,7]——国际多中心、随机对照、Ⅲ期研究）

每 3 周为 1 个周期，共 6 个周期，后曲妥珠单抗＋帕妥珠单抗（HP）抗 HER2 治疗满 1 年。

—多西他赛：75mg/m^2，静脉滴注，d1，每 3 周；

—卡铂：AUC＝6，静脉滴注，d1，每 3 周；

—曲妥珠单抗：负荷剂量 8mg/kg，维持剂量 6mg/kg，静脉滴注，d1，每 3 周；

—帕妥珠单抗：负荷剂量 840mg，维持剂量 420mg，静脉滴注，d1，每 3 周。

适用人群

入组了全球 43 个国家 549 个中心的 4805 例患者，均为淋巴结阳性，或高危淋巴结阴性（肿瘤直径＞1cm 或肿瘤直径 0.5～1cm/组织学 G3/HR 阴性/年龄＜35

岁)，中心实验室确认 HER2 阳性（IHC3＋或基因扩增)，基线的左心室射血分数(LVEF) ≥55%（入组时间：2011 年 11 月到 2013 年 8 月)。

远期疗效

4805 例患者随机分配到 2 个治疗组。2400 例接受化疗联合曲妥珠单抗＋帕妥珠单抗（帕妥珠单抗组）治疗，2405 例接受化疗联合曲妥珠单抗（安慰剂组）治疗。中位随访 8.4 年，相较于安慰剂组，帕妥珠单抗显著改善了意向治疗人群的 iDFS，绝对获益为 2.6% [88.4% vs. 85.8%，HR=0.77（95%CI 0.66～0.91)]，在 HR 阴性和 HR 阳性队列中都可以观察到 iDFS 获益，但 OS 没有获益 [92.7% vs. 92.0%，HR=0.83（95%CI 0.68～1.02)，P=0.078]。淋巴结阳性队列，帕妥珠单抗组显著改善了患者的 iDFS，绝对获益为 4.9% [86.1% vs. 81.2%，HR=0.72（95%CI 0.60～0.87)]，OS 有获益的趋势 [91.1% vs. 89.2%，HR=0.80（95% CI 0.63～1.00)]。但在淋巴结阴性队列，两组在 iDFS 和 OS 方面均没有显著差异。

安全性

AC-THP/TCbHP 辅助治疗常见不良反应发生率

不良反应	帕妥珠单抗组
≥3 级不良事件	64.2%
中性粒细胞减少	16.3%
发热性中性粒细胞减少	12.1%
中性粒细胞计数减少	0.6%
腹泻	9.8%
贫血	6.9%
致死性不良事件	0.8%
原发性心脏事件	0.7%
NYHA Ⅲ级或Ⅳ级心力衰竭和 LVEF 显著降低	0.6%
确定或可能的心源性死亡	0.1%
继发性心脏事件	2.7%
从 LVEF 评估中自动识别	2.1%
由心脏咨询委员会确定	0.6%

- **T-DM1**（KATHERINE 研究[8,9]——国际多中心、开放标签、随机对照、Ⅲ期研究)

每 3 周为 1 个周期，共 14 个周期。

—T-DM1：3.6mg/kg，静脉滴注，d1，每 3 周。

适用人群

入组了全球 28 个国家 273 个中心的 1486 例患者，均为 cT1-4N0-3M0 的 HER2 阳性乳腺癌，已完成至少 6 个周期（16 周）新辅助治疗（包含至少 9 周紫杉类为基础的化疗和 9 周曲妥珠单抗治疗）的 non-pCR（入组时间：2013 年 4 月到 2015 年 12 月）。

远期疗效

1486 例患者随机分配到 2 个治疗组。743 例接受 T-DM1 治疗，743 例接受曲妥珠单抗（H）治疗。中位随访 8.4 年，相较于 H，T-DM1 显著改善了意向治疗人群的 iDFS 率和 OS 率，绝对获益分别为 13.7%［80.8% vs. 67.1%；HR＝0.54（95%CI 0.44～0.66）；P＜0.0001］和 4.7%［89.1% vs. 84.4%；HR＝0.66（95%CI 0.51～0.87）；P＝0.027］。各个亚组与意向治疗人群获益一致。

安全性

T-DM1 辅助强化治疗常见不良反应发生率

不良反应	T-DM1 组
任何不良事件	98.8%
≥3 级不良事件	25.7%
导致死亡的不良事件	0.1%
严重不良事件	12.7%
导致停药的不良事件	18.0%
组内≥1%的患者发生≥3 级不良事件	
血小板减少	5.7%
高血压	2.0%
放射相关性皮肤损伤	1.4%
周围感觉神经病变	1.4%
中性粒细胞减少	1.2%
低钾血症	1.2%
乏力	1.1%
贫血	1.1%

• **奈拉替尼**（ExteNET 研究[10,11]——国际多中心、随机双盲、安慰剂对照、Ⅲ期研究）

—奈拉替尼：240mg，口服，qd，共 1 年。

适用人群

入组了全球 40 个国家的 2840 例患者，均为 18 岁以上、完成 1 年 H 标准治疗、

Ⅰ～ⅢC 期的 HER2 阳性早期乳腺癌患者（入组时间：2009 年 7 月 9 日到 2011 年 10 月 24 日）。

远期疗效

2840 例患者随机分配到 2 个治疗组——奈拉替尼组 1420 例、安慰剂组 1420 例。中位随访 8.0 年，相较于安慰剂组，奈拉替尼显著改善了意向治疗人群的 iDFS 率［90.2% vs. 87.7%；HR＝0.73（95%CI：0.57～0.92）；*P*＝0.0083］。在 HR 阳性/H 治疗≤1 年的人群中，奈拉替尼显著改善了 iDFS 率［90.8% vs. 85.7%；HR＝0.58（95%CI 0.41～0.82）；*P*＝0.002］，但并没有改善 HR 阳性/H 治疗＞1 年人群的 iDFS 率［90.3% vs. 91.7%；HR＝0.74（95%CI 0.429～1.42）；*P*＝0.523］。在 non-pCR 亚组中，奈拉替尼组的 5 年 iDFS 率为 85.0%（95%CI 77.0%～90.4%），安慰剂组为 77.6%（95%CI 69.8%～83.6%），绝对获益为 7.4%（HR＝0.60，95%CI 0.33～1.07）。奈拉替尼组的 5 年 DDFS 率为 92.4%，安慰剂组为 87.7%，绝对获益为 4.7%（HR＝0.57，95%CI 0.39～0.83）。奈拉替尼组预估 8 年 OS 率为 91.5%（95%CI 88.9%～93.5%），安慰剂组为 89.4%（95%CI 86.6%～91.6%），绝对值差异为 2.1%（HR＝0.79，95%CI 0.55～1.13）。

安全性

奈拉替尼辅助强化治疗常见不良反应发生率

不良反应	奈拉替尼	
	任何级别	≥3 级
腹泻	95%	40%
恶心	43%	2%
乏力	27%	2%
呕吐	26%	3%
腹痛	24%	2%
头痛	20%	1%
上腹痛	15%	1%
皮疹	15%	<1%
食欲减退	12%	<1%
肌肉痉挛	11%	<1%
头晕	10%	<1%
关节痛	6%	<1%

HER2 阳性乳腺癌辅助治疗代表性临床研究汇总

研究简称	研究分期	发表时间	地区	人数	分组	iDFS 率或 DFS 率	HR 值	OS 率	HR 值	≥3 级中性粒细胞减少	≥3 级腹泻
APT[1,2]	Ⅱ	2019 年和 2023 年	美国	406	wPH	91.3%（10 年 iDFS 率）	—	94.3%（10 年 OS 率）	—	4.2%	1.5%
BCIRG-006[4,5]	Ⅲ	2011 年	全球	1073	A 组：AC-T	67.9%（10 年 DFS 率）	—	78.7%（10 年 OS 率）	—	63.3%	3%
				1074	B 组：AC-TH	74.6%（10 年 DFS 率）	0.70（95% CI 0.60～0.83）（vs. A 组）	85.9%（10 年 OS 率）	0.64（95% CI 0.52～0.79）vs. A 组	71.5%	5.6%
				1075	C 组：TCbH	73.0%（10 年 DFS 率）	0.76（95% CI 0.65～0.90）（vs. A 组）	83.3%（10 年 OS 率）	0.76（95% CI 0.62～0.93）vs. A 组	65.9%	5.4%
NSABP B-31&N9831[12]	Ⅲ	2014 年	全球	1944	AC-T	62.6%（10 年 DFS 率）	0.60（95% CI 0.53～0.68）	75.2%（10 年 OS 率）	0.63（95% CI 0.54～0.73）	—	—
				2101	AC-TH	73.7%（10 年 DFS 率）		84%（10 年 OS 率）		—	—
APHINITY[6,7]	Ⅲ	2017 年和 2024 年	全球	2405	AC-TH 或 TCbH	85.8%（10 年 iDFS 率）	0.77（95% CI 0.66～0.91）	85.9%（10 年 OS 率）	0.83（95% CI 0.68～1.02）	15.7%	3.7%
				2400	AC-THP 或 TCbHP	88.4%（10 年 iDFS 率）		85.9%（10 年 OS 率）		16.3%	9.8%
KATHERINE[8,9]	Ⅲ	2019 年和 2025 年	全球	743	H	67.1%（7 年 iDFS 率）	0.54（95% CI 0.44～0.66）	84.4%（7 年 OS 率）	0.66（95% CI 0.51～0.87）	1.2%	—
				743	TDM-1	80.8%（7 年 iDFS 率）		89.1%（7 年 OS 率）			
ExteNET[10,11]	Ⅲ	2017 年和 2020 年	全球	1420	安慰剂组	85.7%（5 年 iDFS 率）	0.58（95% CI 0.41～0.82）	89.4%（8 年 OS 率）	0.79（95% CI 0.55～1.13）	—	2%
				1420	奈拉替尼组	90.8%（5 年 iDFS 率）		91.5%（8 年 OS 率）		—	40%

专家点评

APT研究提示HER2阳性小肿瘤（直径≤3cm）患者使用wPH方案，其3年iDFS率可达98.7%；另外一项Ⅱ期研究提示Ⅰ～Ⅱ期患者接受TCH方案的2年DFS和2年OS率高达97.8%和99.2%。值得注意的是，T1a/b的HER2阳性乳腺癌患者5年复发转移风险是HER2阴性患者的5倍以上，提示HER2阳性、淋巴结阴性的小肿瘤患者，相对于HER2阴性的小肿瘤患者仍有较高的复发风险。因此，对于T1b/cN0、HER2阳性的低危患者，推荐选择TCH或wPH方案；对于T1aN0、HER2阳性的低危患者，目前仍缺乏高级别证据，可考虑选择TCH或wPH方案。

NSABP B-31&N9831研究证实，AC-TH方案优于常规AC-T方案。BCIRG-006研究10年长期随访显示TCbH和AC-TH两种方案的远期疗效相似，均优于AC-T方案，且TCbH方案心功能不全发生率较低，因此对于心脏安全性要求更高的患者，可以选择TCbH方案。

APHINITY研究结果显示，与使用含H的单靶方案相比，使用含HP的双靶治疗方案能够降低患者的复发风险，其中淋巴结阳性患者获益最显著。因此，对于有高危复发风险，尤其是腋窝淋巴结阳性的患者，推荐使用HP双靶治疗。

KATHERINE研究结果显示，新辅助治疗使用含H方案后non-pCR患者，术后辅助治疗使用T-DM1可以进一步改善预后。ExteNET研究显示Ⅱ～Ⅲ期HER2阳性乳腺癌患者在使用含H辅助治疗结束后2年内开始口服奈拉替尼1年辅助强化治疗，iDFS显著提高，其中淋巴结阳性、新辅助治疗后non-pCR、HR阳性/H治疗时间≤1年的人群获益更高。因此，对于淋巴结阳性的HER2阳性乳腺癌患者在完成1年HP双靶标准治疗后推荐1年奈拉替尼强化治疗。对于新辅助治疗后non-pCR患者，辅助强化治疗目前首选T-DM1，但考虑到T-DM1在亚裔人群中血小板减少发生率较高，若T-DM1不可及或不耐受时，可考虑继续HP双靶治疗满1年后序贯奈拉替尼强化治疗。另外，对于极高危患者应用T-DM1后是否可以序贯奈拉替尼，目前仍缺乏直接数据，多项真实世界研究报告其安全性的数据，期待长期随访的疗效结果。

山东第一医科大学附属肿瘤医院　邱鹏飞

中国医科大学附属第一医院　滕月娥

参考文献

[1] Tolaney S M, Barry W T, Dang C T, et al. Adjuvant Paclitaxel and Trastuzumab for node-negative, HER2-positive breast cancer [J]. N Engl J Med, 2015, 372 (2): 134-141.

[2] Tolaney S M, Guo H, Pernas S, et al. Seven-Year Follow-Up Analysis of Adjuvant Paclitaxel and Trastuzumab Trial for Node-Negative, Human Epidermal Growth Factor Receptor 2-Positive Breast Cancer [J]. J Clin Oncol, 2019, 37 (22): 1868-1875.

[3] Jones S E, Collea R, Paul D, et al. Adjuvant Docetaxel and Cyclophosphamide plus Trastuzumab in patients with HER2－amplified early stage breast cancer: a single-group, open-label, phase 2 study [J]. Lancet Oncol, 2013, 14 (11): 1121-1128.

[4] Slamon D, Eiermann W, Robert N, et al. Ten year follow-up of BCIRG-006 comparing Doxorubicin plus Cyclophosphamide followed by Docetaxel (AC→T) with Doxorubicin plus Cyclophosphamide followed by Docetaxel and Trastuzumab (AC→TH) with Docetaxel, Carboplatin and Trastuzumab (TCH) in HER2＋ early breast cancer [J]. Cancer Res, (2016) 76 (4 _ Supplement): S5-04.

[5] Perez E A, Romond E H, Suman V J, et al. Trastuzumab plus adjuvant chemotherapy for human epidermal growth factor receptor 2-positive breast cancer: planned joint analysis of overall survival from NSABP B-31 and NCCTG N9831 [J]. J Clin Oncol, 2014, 32 (33): 3744-3752.

[6] Minckwitz G V, Procter M, Azambuja E D, et al. Adjuvant Pertuzumab and Trastuzumab in Early HER2-Positive Breast Cancer [J]. N Engl J Med, 2017, 377 (2): 122-131.

[7] Loibl S, Jassem J, Sonnenblick A, et al. Adjuvant Pertuzumab and Trastuzumab in Early Human Epidermal Growth Factor Receptor 2-Positive Breast Cancer in the APHINITY Trial: Third Interim Overall Survival Analysis With Efficacy Update [J]. J Clin Oncol, 2024, 42 (31): 3643-3651.

[8] von Minckwitz G, Huang C S, Mano M S, et al. Trastuzumab Emtansine for Residual Invasive HER2-Positive Breast Cancer [J]. N Engl J Med, 2019, 380 (7): 617-628.

[9] Geyer C E, Untch M, Huang C S, et al. Survival with Trastuzumab Emtansine in Residual HER2-Positive Breast Cancer [J]. N Engl J Med, 2025, 392 (3): 249-257.

[10] Martin M, Holmes F A, Ejlertsen B, et al. Neratinib after Trastuzumab-based adjuvant therapy in HER2-positive breast cancer (ExteNET): 5-year analysis of a randomised, double-blind, placebo-controlled, phase 3 trial [J]. Lancet Oncol, 2017, 18 (12): 1688-1700.

[11] Chan A, Moy B, Mansi J, et al. Final Efficacy Results of Neratinib in HER2-positive Hormone Receptor-positive Early-stage Breast Cancer From the Phase Ⅲ ExteNET Trial [J]. Clin Breast Cancer, 2021, 21 (1): 80-91.

[12] Perez E A, Romond E H, Suman V J, et al. Trastuzumab plus adjuvant chemotherapy for human epidermal growth factor receptor 2-positive breast cancer: planned joint analysis of overall survival from NSABP B-31 and NCCTG N9831 [J]. J Clin Oncol, 2014, 32 (33): 3744-3752.

3.1.3 晚期解救治疗

3.1.3.1 HER2 阳性晚期乳腺癌治疗策略

HER2 阳性晚期乳腺癌，按照晚期患者治疗原则，建议对复发转移性病灶尽量再次检测 HER2，以明确转移灶 HER2 状态。对于 HER2 阳性［免疫组化（+++）或（++）且荧光原位杂交检测显示 HER2 基因扩增］的晚期乳腺癌患者，治疗总体策略应以抗 HER2 治疗为基础治疗。

HER2 阳性晚期乳腺癌，首先给予对既往曲妥珠单抗（Trastuzumab，简称 H）治疗敏感性判断。如果是初治Ⅳ期患者，或新辅助/辅助治疗未使用曲妥珠单抗的进展期乳腺癌，或新辅助/辅助治疗使用过曲妥珠单抗且停用曲妥珠单抗至复发间隔时间≥12 个月的患者，首选基于曲妥珠单抗联合化疗进行一线治疗，包括曲妥珠单抗和帕妥珠单抗（Pertuzumab，简称 P）的双靶联合方案，以及曲妥珠单抗和马来酸吡咯替尼片（Pyrotinib Maleate Tablets）的双靶联合方案。而对停用曲妥珠单抗至复发间隔时间小于 12 个月的患者，可推荐二线抗 HER2 方案治疗，包括 ADC 药物、TKI 药物等。可根据前线治疗药物的使用决定后续方案。

对于 HR 阳性 HER2 阳性晚期乳腺癌患者，如可以耐受化疗，推荐抗 HER2 治疗联合化疗；如不适合化疗或进展缓慢者可选用抗 HER2 治疗（优选双靶治疗）联合内分泌治疗。如一线化疗联合抗 HER2 治疗获益且病情稳定者，可考虑内分泌治疗联合抗 HER2 治疗作为维持治疗。

3.1.3.2 解救治疗方案

（1）一线治疗 一线治疗在 HER2 阳性晚期乳腺癌的管理中起着关键作用，它直接影响患者的整体预后。选择最强效的一线治疗不仅能最大限度地延长 PFS，对 OS 也有贡献。目前 HER2 阳性乳腺癌一线治疗的推荐方案有 THP、TH+吡咯替尼等。

注： T—紫杉类，包括多西他赛、白蛋白紫杉醇、紫杉醇；H—曲妥珠单抗；P—帕妥珠单抗。

（2）二线治疗 在一系列临床试验中，证实了在抗 HER2 药物治疗而病情进展后，其他抗 HER2 靶向药物仍有效。主要方案有吡咯替尼+卡培他滨、T-Dxd（注射用德曲妥珠单抗）、T-DM1（恩美曲妥珠单抗）等。

（3）二线后治疗 多项试验研究了先前接受过治疗的转移性 HER2 阳性乳腺癌患者队列中不同的新型抗 HER2 靶向药物。在这些新疗法中，针对 HER2 细胞内催化激酶结构域的酪氨酸激酶抑制剂（TKI）得到了广泛研究。通过与三磷酸腺苷竞争，这些 TKI 阻断 HER2 激酶的磷酸化，从而阻断下游信号的激活。目前推荐的小分子药物主要有图卡替尼（Tucatinib）、奈拉替尼（Neratinib）等。除 TKI 外，ADC 也已在经过 2 种及以上转移性疾病治疗后进展的 HER2 阳性乳腺癌患者中进行了研究。

3.1.3.3 具体方案的疗效及安全性

- THP（CLEOPATRA 研究——多中心、随机、开放标签、Ⅲ期研究）[1]

每 3 周为 1 个周期。

—多西他赛：75mg/m^2，静脉滴注，d1，每 3 周；

—曲妥珠单抗：负荷剂量 8mg/kg，维持剂量 6mg/kg，静脉滴注，d1，每 3 周；

—帕妥珠单抗：负荷剂量 840mg，维持剂量 420mg，静脉滴注，d1，每 3 周。

适用人群

该研究入组了 808 例 HER2 阳性转移性乳腺癌患者，在转移阶段未接受过治疗，ECOG 评分 0～1，左室射血分数≥50%（入组时间：2008 年 2 月 12 日至 2010 年 7 月 7 日）。

疗效

入组患者随机分配接受安慰剂＋曲妥珠单抗＋多西他赛（对照组，406 例）或帕妥珠单抗＋曲妥珠单抗＋多西他赛（帕妥珠单抗组，402 例）作为一线治疗。对照组的中位无进展生存期为 12.4 个月（95%CI 10.4～13.5），而帕妥珠单抗组为 18.5 个月（95%CI 16.6～21.6）（HR＝0.62，95%CI 0.51～0.75；P＜0.001）。帕妥珠单抗组的中位总生存期为 57.1 个月（95%CI 50～72），安慰剂组为 40.8 个月（95%CI 36～48）（HR＝0.69，95%CI 0.58～0.82）；帕妥珠单抗组的 8 年标志性总生存率为 37%（95%CI 31%～42%），安慰剂组为 23%（95%CI 19%～28%）。

安全性

帕妥珠单抗组不良反应发生率

不良反应	1～2 级	3～4 级	5 级
腹泻	59%	9%	0
脱发	60%	0	0
中性粒细胞减少症	4%	49%	0
恶心	43%	1%	0
疲劳	35%	2%	0
皮疹	36%	1%	0
食欲下降	28%	2%	0
黏膜炎症	26%	1%	0
乏力	25%	2%	0
呕吐	24%	1%	0

续表

不良反应	1～2 级	3～4 级	5 级
外周水肿	24%	<1%	0
瘙痒	16%	0	0
便秘	15%	0	0
发热性中性粒细胞减少症	0	13%	1%
皮肤干燥	11%	0	0

目前推荐联合使用多西他赛和曲妥珠单抗、帕妥珠单抗 6～8 周期，后续应用曲妥珠单抗联合帕妥珠单抗维持治疗直至疾病进展。PERUSE 研究进一步验证了 THP 方案的有效性，并探讨了不同紫杉类药物的联合效果，可使用紫杉醇替代多西他赛，其安全性和有效性与 CLEOPATRA 试验相当。

• **多西他赛＋曲妥珠单抗＋吡咯替尼**（PHILA 研究——国内多中心、随机、双盲、Ⅲ期研究）[2]

每 3 周为 1 个周期。

—多西他赛（T）：75mg/m^2，静脉滴注，d1，每 3 周；

—曲妥珠单抗（H）：负荷剂量 8mg/kg，维持剂量 6mg/kg，静脉滴注，d1，每 3 周；

—吡咯替尼：400mg，口服，每日 1 次。

适用人群

纳入 590 例 HER2 阳性初诊Ⅳ期和晚期一线治疗乳腺癌患者（入组时间：2019 年 5 月 6 日至 2022 年 1 月 17 日）。

疗效

590 例入组患者按 1∶1 的比例随机分配至 TH＋吡咯替尼组（297 例）或 TH＋安慰剂组（293 例），TH＋吡咯替尼组接受口服吡咯替尼（400mg，每日 1 次），联合静脉注射曲妥珠单抗（第一周期 8mg/kg，后续周期 6mg/kg）和多西他赛（75mg/m^2，每 21 天周期的第 1 天给药）。TH＋安慰剂组接受安慰剂联合静脉注射曲妥珠单抗（第一周期 8mg/kg，后续周期 6mg/kg）和多西他赛（75mg/m^2，每 21 天周期的第 1 天给药）。中位随访时间，TH＋吡咯替尼组为 35.7 个月，TH＋安慰剂组为 34.3 个月。在最终分析中，与 TH＋安慰剂组相比，TH＋吡咯替尼组研究者评估的 PFS 获益持续存在［22.1 个月（95% CI 19.3～27.8）vs. 10.5 个月（95% CI 9.5～12.4），HR＝0.44（95% CI 0.36～0.53），单侧 $P<0.0001$］，达到了方案规定的统计学意义标准。在 6 个月时，TH＋吡咯替尼组的 PFS 率为 92.8%，TH＋安慰剂组为 84.1%；1 年时 PFS 率分别为 74.3%和 46.8%，2 年时

PFS 率分别为 47.6%和 20.2%，3 年时 PFS 率分别为 39.7%和 9.9%。此外，几乎所有亚组都观察到吡咯替尼+TH 组在 PFS 方面的获益。

安全性

TH+吡咯替尼组和 TH+安慰剂组≥3 级治疗相关不良事件（TRAE）发生率为 90.9% vs. 77.5%，3 级腹泻发生率为 47.8% vs. 4.4%，均未发生 4～5 级腹泻事件。

TH+吡咯替尼组不良反应

	TH+吡咯替尼组
治疗相关不良反应	100.0%
≥3 级治疗相关不良反应	90.9%
严重不良反应	27.3%
导致剂量减少的不良反应	27.6%
导致治疗中断的不良反应	60.9%
导致治疗终止的不良反应	15.2%
与治疗相关的死亡事件	0
腹泻	98.7%
3 级	47.8%
4～5 级	0
发生 3 级腹泻的时间/d	9.0(95% CI 6.0～20.0)
3 级腹泻的持续时间/d	1.0(95% CI 1.0～1.0)
3 级腹泻的累计持续时间/d	3.0(95% CI 2.0～7.0)

• **曲妥珠单抗+帕妥珠单抗+艾立布林**（EMERALD——多中心、随机、非劣效性、Ⅲ期研究）[3]

每 3 周为 1 个周期。

—艾立布林：1.4mg/m^2，静脉滴注，d1、d8，每 3 周；

—曲妥珠单抗：负荷剂量 8mg/kg，维持剂量 6mg/kg，静脉滴注，d1，每 3 周；

—帕妥珠单抗：负荷剂量 840mg，维持剂量 420mg，静脉滴注，d1，每 3 周。

适用人群

纳入既往未经化疗的局部晚期或转移性 HER2 阳性乳腺癌患者 446 例，患者中位年龄 56 岁，25.3%的患者未绝经，57.6%为 ER+，59.0%为Ⅳ期，31%于围术期接受过紫杉类治疗（入组时间：2017 年 8 月至 2021 年 6 月）。

疗效

患者按1∶1的比例随机分组，以21d为一个周期，分别接受艾立布林1.4mg/m^2（第1天和第8天）或紫杉类药物［多西他赛75mg/m^2（第1天）或紫杉醇80mg/m^2（第1天、第8天和第15天）］治疗，其中艾立布林＋HP组和紫杉类＋HP组分别为224例和222例。艾立布林＋HP组和紫杉类＋HP组（THP组）中位无进展生存期（mPFS）达到非劣效终点，为14.0个月 vs. 12.9个月（HR＝0.95，95%CI 0.76～1.19；P＝0.6817），各亚组表现一致；客观缓解率（ORR）为76.8% vs. 75.2%；临床获益率（CBR）为88.8% vs. 86.9%；总生存期（OS）方面，艾立布林＋HP组为未达到，紫杉类＋HP组为65.3个月，各亚组表现一致。

安全性

艾立布林＋HP组不良反应发生率

	各级别不良反应	≥3级不良反应
任何不良反应	93.3%	58.9%
中性粒细胞减少症	61.6%	33.9%
发热性中性粒细胞减少症	—	4.9%
周围感觉神经病变	61.2%	9.8%
周围运动神经病变	5.4%	1.8%
皮肤相关事件	40.6%	1.3%
腹泻	36.6%	2.7%
水肿	8.5%	0.4%
心脏事件	7.1%	0.4%

• **吡咯替尼联合卡培他滨**（PHOEBE研究——国内多中心、随机、开放标签、Ⅲ期研究）[4]

每3周为1个周期。

—吡咯替尼：400mg，口服，每日1次；

—卡培他滨：1000mg/m^2，口服，每日2次。

适用人群

本研究纳入年龄在18～70岁之间、经病理证实为HER2阳性转移性乳腺癌的患者。患者ECOG评分标准状态为0或1，并且以前接受过曲妥珠单抗和紫杉类药物治疗（入组时间：2017年7月31日至2018年10月30日）。

疗效

共 267 名患者入组，其中 134 例患者接受了吡咯替尼联合卡培他滨治疗，132 例接受了拉帕替尼联合卡培他滨治疗（治疗前脱落 1 例，具体原因不详）。截至 2023 年 3 月 15 日，吡咯替尼组与拉帕替尼组相比，中位随访时间 52 个月 vs. 49.4 个月；吡咯替尼组、拉帕替尼组分别有 95 例（70.9%）、105 例（79.5%）患者接受了后续抗肿瘤治疗，且分别有 82 例（61.2%）、98 例（74.2%）患者接受了抗 HER2 治疗；中位 OS 更新 39.4 个月 vs. 28.6 个月（HR＝0.78；95%CI 0.57～1.08；P＝0.067），3 年 OS 率分别为 55.8%和 43.4%。

安全性

吡咯替尼联合卡培他滨治疗不良反应发生率

不良反应	1～2 级	3 级	4 级	5 级
腹泻	64%	31%	0	0
手足综合征	59%	16%	0	0
呕吐	49%	6%	0	0
白细胞计数下降	48%	7%	1%	0
中性粒细胞计数下降	43%	6%	1%	0
贫血	40%	1%	0	0
血胆红素升高	38%	1%	0	0
AST 升高	38%	1%	0	0
ALT 升高	35%	2%	0	0
恶心	34%	1%	0	0
血肌酐升高	34%	0	0	0
结合胆红素升高	32%	0	0	0
高甘油三酯血症	25%	5%	1%	0
食欲下降	25%	2%	0	0
色素沉着障碍	23%	0	0	0
体重下降	22%	1%	0	0
口腔炎	22%	1%	0	0
低钾血症	21%	3%	1%	0
非结合胆红素增加	19%	0	0	0
皮疹	16%	0	0	0
乏力	14%	1%	0	0
上呼吸道感染	13%	1%	0	0
γ-谷氨酰转移酶升高	8%	1%	0	0
淋巴细胞计数下降	7%	3%	0	0

续表

不良反应	1～2 级	3 级	4 级	5 级
血清碱性磷酸酶升高	5%	1%	0	0
高脂血症	1%	0	0	0
皮肤感染	0	0	0	0

- **T-DXd**（DESTINY-Breast 03——国际多中心、随机、开放标签的Ⅲ期临床试验）[5]

每 3 周为 1 个周期。

—T-DXd：5.4mg/kg，静脉滴注，每 3 周。

适用人群

入组了 524 例既往晚期阶段接受过曲妥珠单抗和紫杉烷类治疗的不可切除或转移性的 HER2 阳性乳腺癌患者（入组时间：2018 年 7 月 20 日至 2020 年 6 月 23 日）。

疗效

本研究按 1∶1 随机分为 T-DXd 组（5.4mg/kg、93w，261 例）和 T-DM1 组（3.6mg/kg、93w，263 例），T-DXd 组中位 PFS 为 29.0 个月，T-DM1 组为 7.2 个月（HR=0.30，95%CI 0.24～0.38）。接受德曲妥珠单抗（T-DXd）治疗患者的客观缓解率（ORR）是 T-DM1 的 2 倍以上（78.9% vs. 36.9%）；在中位缓解持续时间（DoR）上，德曲妥珠单抗组达到了 30.5 个月，T-DM1 组为 17.0 个月。截至 2023 年 11 月 20 日，T-DXd 组的中位随访时间为 43.0 个月，T-DM1 组为 35.4 个月，两组分别有 110 个（42.1%）和 126 个（47.9%）生存事件发生。T-DXd 和 T-DM1 治疗组的中位 OS 分别为 52.6 个月（95%CI 48.7～NE）和 42.7 个月（95%CI 35.4～NE），T-DXd 显著降低死亡风险 27%（HR=0.73，95%CI 0.56～0.94）；36 个月时的 OS 率分别为 67.6%（95%CI 61.3%～73.0%）和 55.7%（95%CI 49.2%～61.7%）。

安全性

T-DXd 组不良反应发生率

不良反应	任何等级	≥3 级
血液和淋巴系统疾病		
贫血	37%	9%
血小板计数下降	25%	8%
白细胞计数下降	23%	6%
胃肠道疾病		
恶心	77%	7%

续表

不良反应	任何等级	≥3 级
呕吐	52%	2%
便秘	37%	0
腹泻	32%	1%
全身性疾病		
疲劳	31%	6%
头痛	24%	<1%
中性粒细胞减少	31%	16%
天冬氨酸氨基转移酶升高	28%	<1%
丙氨酸氨基转移酶升高	23%	2%
新陈代谢和营养紊乱		
食欲下降	30%	2%
体重下降	23%	2%
皮肤和皮下疾病		
脱发	40%	<1%

- **T-DM1**（EMILIA 研究——国际多中心、随机、开放标签的Ⅲ期临床试验）[6]

每 3 周为 1 个周期。

—T-DM1：3.6mg/kg，静脉滴注，每 3 周 1 次。

适用人群

本研究入组了既往接受过曲妥珠单抗和紫杉烷治疗的 18 岁或以上 HER2 阳性不可切除、局部晚期或转移性乳腺癌男性和女性患者（入组时间：2009 年 2 月 23 日至 2011 年 10 月 13 日）。

疗效

991 例合格患者入组并随机分配至 T-DM1 组（试验组，$n=495$）或卡培他滨+拉帕替尼组（对照组，$n=496$）。通过独立审查评估，T-DM1 组的中位无进展生存期为 9.6 个月，对照组为 6.4 个月（进展或全因死亡的风险比 0.65，95%CI 0.55～0.77；$P<0.001$）。在最终的描述性分析中，T-DM1 组的中位总生存期长于对照组（29.9 个月 vs. 25.9 个月）（HR=0.75，95%CI 0.64～0.88）。第二次期中总生存期分析后，496 例患者中的 136 例（27%）从对照组交叉至 T-DM1 组，中位随访持续时间 24.1 个月（IQR 19.5～26.1）。EMILIA 试验中最终总生存期的描述性分析显示，即使在交叉治疗的情况下，T-DM1 也可改善既往接受过治疗的 HER2 阳性转移性乳腺癌患者的总生存期。T-DM1 的客观缓解率更高（43.6%，对照组为 30.8%，$P<0.001$）。

安全性

T-DM1 组不良反应发生率

不良反应	1～2 级	3 级	4 级
腹泻	24%	2%	0
恶心	40%	1%	0
红系感觉异常综合征	1%	0	0
疲劳	34%	2%	<1%
发热	13%	0	0
恶心	20%	1%	0
食欲下降	21%	<1%	0
黏膜炎症	7%	<1%	0
乏力	18%	1%	0
头痛	29%	1%	0
口腔炎	4%	0	0
咳嗽	20%	<1%	0
背痛	15%	1%	0
便秘	28%	<1%	0
肢体疼痛	14%	<1%	
消化不良	10%	0	0
皮肤干燥	3%	0	0
甲沟炎	<1%	0	0
眩晕	12%	<1%	0
关节痛	20%	1%	0
AST 升高	21%	4%	0
失眠	14%	1%	0
鼻衄	25%	<1%	0
上腹部疼痛	12%	<1%	0
发热	20%	<1%	0
鼻咽炎	10%	0	0
上呼吸道感染	12%	0	0
呼吸困难	12%	1%	0
ALT 升高	16%	3%	0
贫血	10%	4%	<1%
周围神经病变	10%	2%	0
口干	17%	0	0
低钾血症	8%	2%	0
中性粒细胞减少症	5%	2%	<1%
尿路感染	10%	1%	0
肌痛	14%	1%	0
血小板减少	16%	11%	3%

• **图卡替尼＋曲妥珠单抗＋卡培他滨**（HER2CLIMB研究——多中心、随机、安慰剂对照、双盲的Ⅲ期临床试验）[7]

每3周为1个周期。

—图卡替尼（Tucatinib）：300mg，口服，每日2次；

—曲妥珠单抗：负荷剂量8mg/kg，维持剂量6mg/kg，静脉滴注，d1；

—卡培他滨：1000mg/m^2，口服，每日2次，d1～14。

适用人群

入组了全球15个中心的612例基线有或无脑转移的转移性HER2阳性乳腺癌患者（入组时间：2020年6月开始入组）。

疗效

患者按2∶1比例随机分配接受图卡替尼（图卡替尼联合治疗组，410例）或安慰剂（安慰剂联合治疗组，202例）联合曲妥珠单抗和卡培他滨治疗。本研究共有291例患者基线存在脑转移（BM），图卡替尼联合治疗组198例（48%），安慰剂联合治疗组93例（46%）。图卡替尼联合治疗组中枢神经系统的中位无进展生存期（CNS-PFS）为9.9个月，安慰剂联合治疗组为4.2个月。在活动性脑转移且有可测量病灶的患者（n＝75）中，图卡替尼联合治疗组的无颅内疾病进展或死亡生存期（DOR-IC）为6.8个月（95%CI 5.5～10.3个月），安慰剂联合治疗组为3.0个月（95%CI 3.0～10.3个月）。

在中位随访29.6个月时，总人群（n＝612）中，图卡替尼联合治疗组和安慰剂联合治疗组的中位总生存期分别为24.7个月和19.2个月（HR＝0.73，95%CI 0.59～0.90；P＝0.004）。2年总生存率，图卡替尼联合治疗组为51.0%（95%CI 46%～56%），安慰剂联合治疗组为40.0%（95%CI 33%～47%），中位无进展生存期分别为7.6个月和4.9个月。图卡替尼联合治疗组1年无进展生存率为29%（95%CI 24%～34%），安慰剂联合治疗组为14%（95%CI 9%～20%）。

安全性

图卡替尼联合治疗组不良反应发生率

不良反应	任何级别	≥3级
任何不良反应	99.3%	60.6%
腹泻	81.9%	13.1%
手足综合征	65.3%	14.1%
恶心	60.1%	4.0%
疲劳	47.8%	5.4%
呕吐	37.6%	3.2%
食欲下降	26.0%	0.7%

续表

不良反应	任何级别	≥3 级
口腔炎	26.0%	2.5%
头痛	23.8%	0.7%
AST 升高	22.0%	4.7%
贫血	21.8%	4.2%
ALT 升高	21.0%	5.7%
血胆红素升高	20.0%	1.0%

• **奈拉替尼+卡培他滨**（NALA 研究——国际多中心、随机、开放标签、Ⅲ期研究）[8]

每 3 周为 1 个周期。

—奈拉替尼：240mg，口服，每日 1 次；

—卡培他滨：750mg/m^2，口服，每日 2 次，d1～14。

适用人群

共纳入了 621 例患者，入组条件为年龄≥18 岁、ECOG 评分≤1 分、已确诊为 HER2 阳性转移性乳腺癌、并接受过 2 种及以上针对 HER2 的靶向治疗的患者，出现脑转移时症状不明显的患者依然可以入组（入组时间：2013 年 5 月 29 日至 2017 年 7 月 21 日）。

疗效

621 例患者按 1∶1 的比例随机分配，314 例患者分配至奈拉替尼（240mg，每日 1 次）联合卡培他滨（750mg/m^2，每日 2 次，每周期连续口服 14d，每 21 天为 1 个周期）组并辅以洛哌丁胺预防腹泻，314 例患者分配至拉帕替尼（1250mg，每日 1 次）联合卡培他滨（1000mg/m^2，每日 2 次，14d/21d）组。在基线时无症状或稳定中枢神经系统（CNS）转移（治疗或未治疗）的患者（16%的患者）中，接受奈拉替尼联合卡培他滨治疗的患者 PFS（中位 7.8 个月，而拉帕替尼组为 5.5 个月）和 CNS 预后得到改善，包括 CNS 疾病干预的累积发生率较低（25.5% vs. 36.0%）、减少了进展性 CNS 病变的发生（26.2% vs. 41.6%）以及更高的颅内客观缓解率（26.3% vs. 15.4%）。

安全性

奈拉替尼+卡培他滨组不良反应发生率

不良反应	任何级别	3/4 级
腹泻	83.2%	24.4%
恶心	53.1%	4.3%
手足综合征	45.9%	9.6%

续表

不良反应	任何级别	3/4 级
呕吐	45.5%	4.0%
食欲下降	35.3%	2.6%
疲劳	34.3%	3.0%
便秘	31.0%	1.3%
口腔炎	20.5%	2.0%
体重下降	19.8%	0.3%
皮疹	9.9%	0
贫血	14.9%	2.0%
眩晕	14.2%	0.3%
咳嗽	12.2%	0
腹痛	11.9%	1.0%
乏力	11.9%	2.6%
低钾血症	11.6%	4.6%
甲沟炎	11.6%	0.7%
发热	10.9%	0
头痛	10.6%	0.3%

• **马吉妥昔单抗+化疗**（SOPHIA研究——国际多中心、随机、开放标签、Ⅲ期研究）[9,10]

每3周为1个周期。

—马吉妥昔单抗（Margetuximab）：15mg/kg，静脉滴注，每3周；

—联合医生选择的化疗方案。

适用人群

2015年8月26日至2018年10月10日从17个国家或地区166家医院入组2种及以上抗HER2药物1～3线治疗失败的晚期乳腺癌患者536例（中位年龄56岁，范围27～86岁）（入组时间：2015年8月26日至2018年10月10日）。

疗效

536例患者按1∶1随机分为2组，给予随机分组前由研究者选择的化疗方案+马吉妥昔单抗（*n*=266，每3周15mg/kg）或曲妥珠单抗（*n*=270，每3周6mg/kg，首次8mg/kg）。中位无进展生存期（PFS）为5.8个月 vs. 4.9个月；马吉妥昔单抗相比曲妥珠单抗提高客观反应率，为25% vs. 14%（*P*=0.006）。截至2019年9月10日，在第二次计划的270例患者死亡中期分析中，马吉妥昔单抗+化疗组的中位OS为21.6个月，曲妥珠单抗+化疗组的中位OS为19.8个月（HR=0.89，95%CI 0.59～0.98；*P*=0.033）。

安全性

马吉妥昔单抗+化疗组不良反应发生率

不良反应	任何级别	≥3 级
非血液学毒性		
疲劳	42.0%	4.9%
恶心	32.6%	1.1%
腹泻	25.0%	2.3%
便秘	19.3%	0.8%
呕吐	20.5%	0.8%
发热	18.9%	0.4%
头痛	17.8%	0
脱发	17.8%	0
乏力	17.8%	2.3%
食欲下降	14.4%	0.4%
输液反应	13.3%	1.5%
咳嗽	14.0%	0.4%
手足综合征	12.5%	0.4%
呼吸困难	12.9%	1.1%
肢体疼痛	11.4%	0.8%
关节痛	10.2%	0
口腔炎	10.2%	0.8%
周围神经病变	9.8%	0.4%
尿路感染	9.8%	0.8%
黏膜炎	9.8%	0
腹痛	9.5%	1.5%
眩晕	9.5%	0.4%
低钾血症	6.1%	1.5%
高血压	5.3%	1.9%
肺炎	3.4%	1.9%
胸腔积液	3.0%	0.8%
晕厥	1.5%	1.5%
血液学毒性		
中性粒细胞减少症	28.4%	19.7%
贫血	18.6%	4.9%
中性粒细胞计数下降	12.5%	8.7%
ALT 升高	9.1%	1.9%
AST 升高	8.3%	2.7%
白细胞计数下降	7.2%	1.9%
白细胞减少症	5.3%	1.5%
发热性中性粒细胞减少	3.0%	3.0%

• **T-DM1 + 图卡替尼**（HER2CLIMB-02 研究——多中心、随机、双盲的Ⅲ期临床试验）[11]

每 3 周为 1 个周期。

—T-DM1：3.6mg/kg，静脉滴注，d1，每 3 周；

—图卡替尼：300mg，口服，每日 2 次。

适用人群

该试验允许入组既往接受过曲妥珠单抗和紫杉烷治疗的患者，以及有脑转移病史的患者，包括未经治疗的活动性转移患者。

疗效

该研究约一半患者（228 例）接受图卡替尼＋T-DM1 治疗，另约一半患者（235 例）接受安慰剂＋T-DM1 治疗。研究结果显示，与安慰剂＋T-DM1 治疗相比，接受图卡替尼＋T-DM1 治疗的患者无进展生存期（PFS）显著提高（9.5 个月 vs. 7.4 个月；HR＝0.76，95％CI 0.61～0.95；P＝0.0163）。在具有脑转移 HER2 阳性乳腺癌患者中，与安慰剂＋T-DM1 组相比，图卡替尼＋T-DM1 组的 PFS 获益更好（7.8 个月 vs. 5.7 个月；HR＝0.64，95％CI 0.46～0.89），但并没有对此进行统计学分析。OS 数据尚不成熟。

安全性

图卡替尼联合 T-DM1 组不良反应发生率

	任何不良反应发生率(≥3 级不良反应发生率)
任何药物相关不良反应	99.6％
≥3 级	68.80％
恶心	65.4％(3.5％)
腹泻	56.7％(4.8％)
疲劳	48.9％(6.1％)
呕吐	36.8％(1.7％)
AST 升高	35.9％(16.5％)
ALT 升高	34.6％(16.5％)
手足综合征	NR
口腔炎	NR

• **吡咯替尼 + 卡培他滨**（PERMEATE 研究——国内 8 家中心开展的多中心、单臂、双队列、Ⅱ期临床研究）[12,13]

每 3 周为 1 个周期。

—吡咯替尼：400mg，口服，每日 1 次；

—卡培他滨：1000mg/m^2，口服，每日 2 次，d1～14。

适用人群

于 2019 年 1 月开始，共入组 78 例有颅内可测量病灶的 HER2 阳性乳腺癌脑转移患者，其中 69 例既往接受过曲妥珠单抗治疗（入组时间：2019 年 1 月 29 日至 2020 年 7 月 10 日）。

疗效

PERMEATE 研究中共入组 78 例患者，对所有入组患者给予吡咯替尼联合卡培他滨治疗。根据患者中枢神经系统病灶既往局部治疗情况，分为：队列 A——未经局部放疗的脑转移患者（$N=59$）；队列 B——局部放疗后再次进展的脑转移患者（$N=19$）。队列 A 的中枢神经系统病灶客观缓解率高达 74.6%（95%CI 61.6%～85.0%），其中有 7 例（11.9%）患者达到完全缓解（CR）。队列 A（未经局部放疗的 HER2 阳性乳腺癌脑转移患者）展现出显著的生存获益，中位 OS 达到 35.9 个月，而队列 B（放疗后进展的患者）中位 OS 为 30.6 个月。

安全性

吡咯替尼＋卡培他滨治疗不良反应发生率

	队列 A($n=59$)			队列 B($n=19$)		
	1～2 级	3 级	4 级	1～2 级	3 级	4 级
腹泻	68%	24%	0	74%	21%	0
手足综合征	63%	8%	0	16%	11%	0
贫血	51%	7%	2%	47%	11%	0
血胆红素升高	54%	3%	0	58%	0	0
呕吐	53%	2%	0	47%	0	0
白细胞减少	41%	14%	0	11%	16%	0
恶心	42%	0	0	58%	0	0
血清结合胆红素升高	46%	2%	0	37%	0	0
中性粒细胞减少	32%	14%	0	21%	11%	0
血清非结合胆红素升高	42%	0	0	42%	0	0
低钾血症	27%	5%	0	26%	16%	0
AST 升高	31%	2%	0	37%	0	0
高甘油三酯血症	29%	5%	0	16%	5%	0
厌食	29%	2%	0	16%	0	0
ALT 升高	22%	2%	0	26%	5%	0
尿路感染	24%	3%	0	11%	5%	0
营养吸收障碍	24%	0	0	11%	0	0
疲劳	19%	0	0	26%	0	0
头痛	20%	0	0	16%	0	0

续表

	队列 A(n=59)			队列 B(n=19)		
	1～2 级	3 级	4 级	1～2 级	3 级	4 级
腹胀	19%	2%	0	5%	5%	0
口腔黏膜炎	17%	2%	0	11%	0	0
消化不良	14%	0	0	16%	0	0
血小板减少	12%	2%	0	11%	0	0
腹痛	12%	0	0	11%	0	0
淋巴细胞减少	12%	0	0	0	5%	0
低磷血症	5%	2%	0	11%	11%	0
眩晕	10%	1%	0	0	0	0
皮疹	12%	0	0	0	0	0
发热	10%	0	0	0	0	0
皮肤色素沉着	10%	0	0	0	0	0

- **T-DXd**（DESTINY-Breast12——多中心、开放标签、Ⅲb/Ⅳ期的临床研究）[14]

每 3 周为 1 个周期。

—T-DXd：5.4mg/kg，静脉滴注，d1，每 3 周。

适用人群

纳入在转移后接受过≤2 线治疗后病情进展的 HER2 阳性晚期乳腺癌成人患者，入组患者既往未使用过图卡替尼，且无脑转移（BM）。

疗效

研究共纳入 504 例患者，对所有入组患者给予 T-DXd 治疗。根据是否存在脑转移分为 BM 组（n=263，包括稳定或活动性脑转移）和非 BM 组（n=241），截至 2024 年 2 月 8 日，BM 组的中位随访时间为 15.4 个月，非 BM 组的中位随访时间为 16.1 个月。BM 组的中位 PFS 为 17.3 个月（数据成熟度：42.2%），12 个月 PFS 率为 61.6%，稳定性和活动性 BM 患者的 12 个月 PFS 率分别为 62.9% 和 59.6%。BM 组 12 个月的 CNS PFS 率为 58.9%；在稳定性和活动性 BM 患者中，这一比例相似，分别为 57.8% 和 60.1%。BM 组 12 个月中枢神经系统 PFS 率 58.9%（95%CI 51.9%～65.3%），其中稳定性脑转移队列为 57.8%（95% CI 48.2%～66.1%），活动性脑转移队列为 60.1%（95% CI 49.2%～69.4%）。BM 组总体 ORR 为 51.7%（95%CI 45.7%～57.8%），其中稳定性脑转移组 ORR 为 49.7%（95% CI 41.9%～57.5%），活动性脑转移组 ORR 为 54.7%（95% CI 45.2%～64.2%）。非 BM 组 ORR 达到 62.7%。

安全性

T-DXd治疗不良反应发生率

	基线存在 BM 队列（n=263）		基线不存在 BM 队列（n=241）	
	任何级别的不良反应	≥3 级不良反应	任何级别的不良反应	≥3 级不良反应
任何药物相关不良反应	98.5%	51.0%	98.3%	49.0%
恶心	65.4%	4.6%	71.0%	5.0%
疲劳	62.4%	8.7%	73.0%	10.0%
便秘	39.9%	0.4%	40.7%	0.4%
中性粒细胞减少	30.4%	16.3%	36.1%	18.3%
脱发	28.5%	1.5%	34.4%	0
腹泻	28.1%	1.5%	35.7%	2.9%
肌肉骨骼痛	27.8%	0.4%	26.1%	0.8%
呕吐	27.8%	1.1%	33.6%	2.9%
贫血	26.6%	7.2%	26.1%	5.0%
上呼吸道感染	25.5%	0.4%	20.7%	0.4%
转氨酶升高	22.8%	4.2%	22.0%	3.3%
头痛	21.7%	0.4%	20.3%	1.7%
食欲下降	20.5%	1.5%	18.3%	0

- **奈拉替尼 + T-DM1**（TBCRC 022 研究——多中心、Ⅱ期、非随机化、开放标签临床试验）[15]

每 3 周为 1 个周期。

—奈拉替尼：160mg，口服，每日 1 次；

—T-DM1：3.6mg/kg，静脉滴注，d1，每 3 周。

适用人群

入组患者为 HER2 阳性乳腺癌脑转移（breast cancer brain metastases，BCBM）患者，且至少有 1 个实质脑转移灶，其最长直径≥10mm（入组时间：2018 年 11 月 7 日至 2021 年 11 月 1 日）。

疗效

TBCRC 022 研究是一项Ⅱ期、多中心临床试验，近十年来已在连续的队列中评估了含奈拉替尼治疗的中枢神经系统有效性。其中队列 4 评估了奈拉替尼和 T-DM1 联合方案在 HER2 阳性乳腺癌脑转移患者中的疗效和安全性。该研究为非随机、开放标签、无对照组研究，所有队列均接受奈拉替尼（160mg，每日 1 次）和 T-DM1（3.6mg/kg，d1，每 3 周）方案用药，并接受含洛哌丁胺的预防性抗腹泻治疗。

TBCRC 022 研究的队列 4 共纳入 44 名患者，包含三个亚队列：4A（$n=6$，未经中枢神经系统治疗的患者）、4B（$n=17$，接受过局部中枢神经系统治疗且未接受过 T-DM1 的患者）和 4C（$n=21$，接受过局部中枢神经系统治疗且接受过 T-DM1 的患者）。截至 2023 年 10 月 31 日，参与者的中位随访时间分别为 33 个月、28 个月和 28 个月。CNS 的 ORR 在队列 4A 为 33.3%（95% CI 4.3%～77.7%）、队列 4B 为 35.4%（95% CI 14.2%～61.7%）、队列 4C 为 28.6%（95%CI 11.3%～52.2%）。除了队列 4B 中的 1 例 CR 外，所有反应均为 PR。在队列 4A 中，中位 PFS 为 5.3 个月（95% CI 4.5～NR），中位 OS 为 30.2 个月（95%CI 21.9～NR），12 个月生存概率为 83.0%（95%CI 58%～100%）。在队列 4B 中，中位 PFS 为 4.1 个月（95%CI 2.7～NR），中位 OS 为 23.3 个月（95%CI 17.6～NR），12 个月 OS 率为 87.0%（95%CI 71.0%～100%）。在队列 4C 中，中位 PFS 为 4.1 个月（95%CI 2.7～NR），中位 OS 为 20.9 个月（95%CI 14.9～NR），12 个月总生存率为 80%（95% CI 64%～100%）。

安全性

奈拉替尼＋T-DM1 治疗不良反应发生率

不良反应	2 级	3 级	4 级	任何级别
任何药物相关不良反应	38.6%	40.9%	2.3%	81.8%
腹泻	31.8%	22.7%		54.6%
疲劳	25%	2.3%		27.3%
AST 升高	13.6%	9.1%		22.7%
恶心	15.9%	2.3%		18.2%
ALT 升高	4.6%	4.6%	2.3%	11.4%
厌食	11.4%			11.4%
血小板减少	9.1%	2.3%		11.4%
呕吐	9.1%			9.1%
腹痛	6.8%			6.8%
口渴	2.3%	4.6%		6.8%
消化不良	6.8%			6.8%
胃食管反流	6.8%			6.8%
低钾血症		6.8%		6.8%
口腔黏膜炎	6.8%			6.8%

HER2 阳性晚期乳腺癌临床试验汇总

研究简称	研究分期	治疗线数	发表时间	地区	分组	人数	mPFS/月	HR	mOS/月	HR	≥3 级中性粒细胞减少	≥3 级腹泻
CLEOPATRA[1]	Ⅲ期	一线	2020 年	全球	THP	402	18.5	0.62(95% CI 0.51～0.75)	57.1	0.69(95% CI 0.58～0.82)	49%	9%
					TH＋安慰剂	406	12.4		40.8		46%	6%
PHILA[2]	Ⅲ期	一线	2024 年	中国	TH＋吡咯替尼	297	22.1	0.44(95% CI 0.36～0.53)	NR	—	53%	47.8%
					TH＋安慰剂	293	10.5		—		51%	4.4%
EMERALD[3]	Ⅲ期	一线	2025 年	日本	HP＋艾立布林	224	14.0	0.95(95% CI 0.76～1.19)	NR	—	33.9%	2.7%
					THP	222	12.9		65.3		20.6%	6.9%
PHOEBE[4]	Ⅲ期	二线	2023 年	中国	吡咯替尼＋卡培他滨	134	12.5	0.39(95% CI 0.27～0.56)	39.4	0.78(95% CI 0.57～1.08)	7%	31%
					拉帕替尼＋卡培他滨	132	6.8		28.6		5%	8%
DESTINY-Breast 03[5]	Ⅲ期	二线	2024 年	全球	T-DXd	261	29.0	0.30(95% CI 0.24～0.38)	52.6	0.73(95% CI 0.56～0.94)	16%	1%
					T-DM1	263	7.2		42.7		<1%	<1%
PHOEBE[6]	Ⅲ期	二线	2023 年	中国	吡咯替尼＋卡培他滨	134	12.5	0.39(95% CI 0.27～0.56)	39.4	0.78(95% CI 0.57～1.08)	7%	31%
					拉帕替尼＋卡培他滨	132	6.8		28.6		5%	8%
HER2CLIMB[7]	Ⅲ期	＞二线	2022 年	全球	图卡替尼＋曲妥珠单抗＋卡培他滨	410	7.8	0.54(95% CI 0.42～0.71)	21.9	0.66(95% CI 0.5～0.88)	<1%	13.1%
					安慰剂＋曲妥珠单抗＋卡培他滨	202	5.6		17.4		<1%	8.6%
NALA[8]	Ⅲ期	＞二线	2022 年	全球	奈拉替尼＋卡培他滨	307	7.8	0.76(95% CI 0.63～0.93)	24.0	0.88(95% CI 0.72～1.07)	—	24.4%
					拉帕替尼＋卡培他滨	314	5.5		22.2		—	12.5%

续表

研究简称	研究分期	治疗线数	发表时间	地区	分组	人数	mPFS/月	HR	mOS/月	HR	≥3级中性粒细胞减少	≥3级腹泻
SOPHIA[9,10]	Ⅲ期	>二线	2023年	全球	马吉妥昔单抗+化疗	266	5.8	0.76(95% CI 0.59~0.98)	21.6	0.89(95% CI 0.59~0.98)	19.7%	2.3%
					曲妥珠单抗+化疗	270	4.9		19.8		0.40%	2.3%
					拉帕替尼+卡培他滨	496	6.4	—	25.9	—	3%	2%
HER2CLIMB-02[11]	Ⅲ期	>二线	2023年	全球	图卡替尼+T-DM1	228	9.5	0.76(95% CI 0.61~0.95)	NR	—	0	4.8%
					安慰剂+T-DM1	235	7.4		NR		0.43%	0.9%
PERMEATE[12,13]	Ⅱ期	>二线	2024年	中国	吡咯替尼+卡培他滨,未经局部放疗	59	11.3	—	35.9	—	14%	24%
					吡咯替尼+卡培他滨,局部放疗后再次进展	19	5.6		30.6		11%	21%
DESTINY-Breast12[14]	Ⅲb/Ⅳ期	>二线	2024年	全球	T-DXd,BM组	263	17.3	—	NR	—	16.3%	1.5%
					T-DXd,非BM组	241	NR		NR		18.3%	2.9%
TBCRC 022[15]	Ⅱ期	>二线	2024年	全球	奈拉替尼+T-DM1,既往未接受过治疗的BCBM患者	6	5.3	—	30.2	—	0	22.7%
					奈拉替尼+T-DM1,既往未接受过T-DM1治疗的BCBM患者	17	4.1	—	23.3	—		
					奈拉替尼+T-DM1,既往接受过T-DM1治疗的BCBM患者	21	4.1	—	20.9	—		

专家点评

乳腺癌是全球女性发病率最高的癌症，其中人表皮生长因子受体2（HER2）阳性乳腺癌约占20%。尽管患者在早期接受标准的新辅助、辅助治疗，仍有患者会发生复发转移。近年来，随着抗HER2新药的不断涌现，新的治疗方案和策略使晚期HER2阳性乳腺癌患者的生存得到极大改善。

基于CLEOPATRA研究的结果，曲妥珠单抗+帕妥珠单抗双靶联合紫杉类药物是HER2阳性晚期乳腺癌经典一线治疗方案。随着抗HER2药物的推陈出新，一线治疗方案得以丰富。PHILA研究创新性选择大分子曲妥珠单抗联合小分子TKI药物吡咯替尼再联合化疗作为一线方案，与曲妥珠单抗联合多西他赛比较，可显著改善患者的PFS，提供了一线治疗方案的新选择。PHILA研究中亚组分析也提示对于既往经曲妥珠单抗治疗患者，曲妥珠单抗联合不同作用机制的小分子TKI药物疗效可能更好。同时考虑吡咯替尼治疗脑转移有效，采用含吡咯替尼的方案，可能可以降低脑转移发生率或推迟脑转移的发生。新的一线方案可以帮助医生根据患者情况进行差异化选择。目前新型ADC药物用于一线治疗的临床研究也在进行中，如德曲妥珠单抗（T-DXd）和国产新型ADC药物SHR-A1811等都开展了与现有标准治疗头对头比较的对照研究，ADC药物能否取代目前标准治疗方案值得期待。

HER2阳性晚期乳腺癌患者，有近50%患者最终发生脑转移，而乳腺癌脑转移（BCBM）患者生存较差，因此是目前临床诊疗的难点，也是研究的热点。欧洲肿瘤内科学会（ESMO）指南及ASCO指南均将是否伴脑转移作为HER2阳性MBC患者曲（帕）妥珠单抗失败后二线治疗选择时的分层因素，根据是否有脑转移存在进行不同治疗路径考量。小分子TKI药物包括拉帕替尼、奈拉替尼、图卡替尼、吡咯替尼均证实对HER2阳性乳腺癌脑转移患者有效。新型大分子ADC药物，以德曲妥珠单抗为代表，对脑转移的治疗疗效令人振奋。

至于HER2阳性晚期乳腺癌后线治疗方案选择，可以采取抗体药物再使用联合既往未用的化疗药物，或不同TKI药物的换用、不同ADC药物的换用等策略。随着抗HER2治疗新药越来越多，HER2阳性乳腺癌患者的治疗选择越来越多，未来一定是针对HER2阳性乳腺癌的细分人群的精准治疗时代。

山西白求恩医院　张晓俊

中国人民解放军总医院第五医学中心　王　涛

参考文献

[1] Swain S M，Miles D，Kim S B，et al. Pertuzumab，Trastuzumab，and Docetaxel for HER2-

positive metastatic breast cancer (CLEOPATRA): end-of-study results from a double-blind, randomised, placebo-controlled, phase 3 study [J]. The Lancet Oncology, 2020, 21 (4): 519-530.

[2] Ma F, Yan M, Li W, et al. Pyrotinib versus Placebo in combination with Trastuzumab and Docetaxel as first line treatment in patients with HER2 positive metastatic breast cancer (PHILA): randomised, double blind, multicentre, phase 3 trial [J]. BMJ (Clinical Research ed.), 2023, 383: e076065-e076065.

[3] Yamashita T, Saji S, Takano T, et al. Trastuzumab-Pertuzumab plus Eribulin or Taxane as first-line chemotherapy for human epidermal growth factor 2-positive locally advanced/metastatic breast cancer: The randomized noninferiority phase Ⅲ EMERALD trial [J]. Journal of Clinical Oncology, 2025: JCO-24-01888.

[4] Xu B, Yan M, Ma F, et al. Pyrotinib plus Capecitabine versus Lapatinib plus Capecitabine for the treatment of HER2-positive metastatic breast cancer (PHOEBE): a multicentre, open-label, randomised, controlled, phase 3 trial [J]. The Lancet Oncology, 2021, 22 (3): 351-360.

[5] Cortés J, Hurvitz S A, Im S A, et al. Trastuzumab Deruxtecan versus Trastuzumab emtansine in HER2-positive metastatic breast cancer: long-term survival analysis of the DESTINY-Breast 03 trial [J]. Nature medicine, 2024, 30 (8): 2208-2215.

[6] Verma S, Miles D, Gianni L, et al. EMILIA Study Group. Trastuzumab emtansine for HER2-positive advanced breast cancer. N Engl J Med, 2012, 367 (19): 1783－1791. doi: 10.1056/NEJMoa1209124.

[7] Curigliano G, Mueller V, Borges V, et al. Tucatinib versus Placebo added to Trastuzumab and Capecitabine for patients with pretreated HER2＋ metastatic breast cancer with and without brain metastases (HER2CLIMB): final overall survival analysis [J]. Annals of Oncology, 2022, 33 (3): 321-329.

[8] Saura C, Oliveira M, Feng Y H, et al. Neratinib plus Capecitabine versus Lapatinib plus Capecitabine in HER2-positive metastatic breast cancer previously treated with≥ 2 HER2-directed regimens: phase Ⅲ NALA trial [J]. Journal of Clinical Oncology, 2020, 38 (27): 3138-3149.

[9] Rugo H S, Im S A, Cardoso F, et al. Margetuximab versus Trastuzumab in patients with previously treated HER2-positive advanced breast cancer (SOPHIA): final overall survival results from a randomized phase 3 trial [J]. Journal of Clinical Oncology, 2023, 41 (2): 198-205.

[10] Rugo H S, Im S A, Cardoso F, et al. Efficacy of Margetuximab vs Trastuzumab in patients with pretreated ERBB2-positive advanced breast cancer: a phase 3 randomized clinical trial [J]. JAMA oncology, 2021, 7 (4): 573-584.

[11] Hurvitz S, Loi S, O'shaughnessy J, et al. HER2CLIMB-02: randomized, double-blind phase 3 trial of Tucatinib and Trastuzumab Emtansine for previously treated HER2-positive

metastatic breast cancer, 2024, 84: SABCS GS01-10.

[12] Yan M, Ouyang Q, Sun T, et al. Pyrotinib plus Capecitabine for patients with human epidermal growth factor receptor 2-positive breast cancer and brain metastases (PERMEATE): a multicentre, single-arm, two-cohort, phase 2 trial [J]. The Lancet Oncology, 2022, 23 (3): 353-361.

[13] Yan M, Ouyang Q, Sun T, et al. Pyrotinib plus Capecitabine for patients with HER2-positive metastatic breast cancer and brain metastases (PERMEATE trial): overall survival results from a multicenter, single-arm, two-cohort, phase 2 trial [J]. EClinicalMedicine, 2024, 76: 102837.

[14] Harbeck N, Ciruelos E, Jerusalem G, et al. Trastuzumab Deruxtecan in HER2-positive advanced breast cancer with or without brain metastases: a phase 3b/4 trial [J]. Nature Medicine, 2024, 30 (12): 3717-3727.

[15] Freedman R A, Heiling H M, Li T, et al. Neratinib and Ado-trastuzumab Emtansine for pretreated and untreated human epidermal growth factor receptor 2 (HER2)-positive breast cancer brain metastases: Translational Breast Cancer Research Consortium trial 022 [J]. Annals of Oncology, 2024, 35 (11): 993-1002.

3.2 三阴性乳腺癌

3.2.1 新辅助治疗

3.2.1.1 新辅助治疗方案

三阴性乳腺癌（TNBC）具有高度异质性和较高的复发风险，由于缺乏治疗靶点，化疗为主要的治疗手段。三阴性乳腺癌的新辅助治疗方案仍以蒽环类药物和紫杉类药物化疗为主，但随着我们对三阴性乳腺癌认识的逐渐深入，新辅助治疗方案不断获得探索和优化，如含铂方案、帕博利珠单抗等的应用，进一步提高了pCR率，并获得了远期预后的改善。目前三阴性乳腺癌新辅助治疗的推荐方案有帕博利珠单抗联合TCb-AC、ddAC-ddT/wT、AC-T、TAC、TCb-EC等，同时，患者也可以考虑参加设计合理的临床试验。

注：T—紫杉类，包括多西他赛、白蛋白紫杉醇、紫杉醇；A/E—蒽环类，包括表柔比星、多柔比星；C—环磷酰胺；Cb—卡铂。

3.2.1.2 具体方案的疗效及安全性

- **帕博利珠单抗+TCb-EC**（KEYNOTE-522研究——国际多中心、随机、双盲、安慰剂对照、Ⅲ期研究）[1-3]

每3周为1个周期，术前化疗（TCb×4-EC×4）联合帕博利珠单抗，术后9周期帕博利珠单抗治疗。

—帕博利珠单抗：200mg，静脉滴注，d1，每3周；

—紫杉醇：80mg/m^2，静脉滴注，d1、d8、d15，每3周；

—卡铂：AUC＝5，静脉滴注，d1，每3周。

序贯：

—帕博利珠单抗：200mg，静脉滴注，d1，每3周；

—表柔比星：90～100mg/m^2，静脉滴注，d1，每3周；

　或多柔比星：60mg/m^2，静脉滴注，d1，每3周；

—环磷酰胺：600mg/m^2，静脉滴注，d1，每3周。

适用人群

KEYNOTE-522 研究入组了全球 181 个中心的 1174 例患者，均为年龄 18 岁及以上，新诊断、既往未经治疗、非转移性且经中心评估确诊为 TNBC 的患者（AJCC 分期：T1cN1～2 或 T2～4N0～2），ECOG 评分为 0 或 1（入组时间：2017 年 3 月至 2018 年 9 月）。

疗效

1174 例患者随机分配（2∶1）到 2 个治疗组：784 例患者接受化疗联合帕博利珠单抗（试验组）治疗，390 例患者接受化疗联合安慰剂（对照组）治疗。与对照组相比，加用帕博利珠单抗可以显著提高患者的 tpCR（病理分期 ypT0/TisypN0）（64.8% vs. 51.2%），差异为 13.6%（95%CI 5.4%～21.8%），$P<0.001$。同时相比对照组，试验组的 5 年 EFS 率也得到提升（72.2% vs. 81.2%，HR＝0.65）。试验组和对照组的 5 年 OS 率分别为 86.6%（95%CI 84.0%～88.8%）和 81.7%（95%CI 77.5%～85.2%）。早期 TNBC 患者接受化疗联合免疫治疗，不仅能显著提高 pCR 率和 EFS 率，还能显著延长 OS。

安全性

帕博利珠单抗＋TCb-EC 新辅助和辅助联合阶段的常见不良反应发生率

不良反应	任何级别	≥3 级
恶心	63.2%	3.4%
脱发	60.2%	0
贫血	54.8%	18.0%
中性粒细胞减少	46.9%	34.5%
疲劳	42.1%	3.6%
腹泻	30.4%	2.6%
ALT 升高	26.1%	5.5%
呕吐	25.5%	2.4%
无力	25.3%	3.6%
皮疹	25.0%	1.5%
便秘	24.0%	0
AST 升高	20.1%	2.6%
周围神经病变	19.7%	1.9%
甲状腺功能减退	15.1%	0.5%
严重的皮肤反应	5.7%	4.7%
甲状腺功能亢进	5.2%	0.3%
肾上腺功能不全	2.6%	1.0%
肺炎	2.2%	0.9%
甲状腺炎	2.0%	0.3%
垂体炎	1.9%	1.3%

• **dd**（剂量密集）AC-ddT（CALGB9741 临床试验——国际多中心、随机、开放标签、Ⅲ期研究）[4]

每 2 周为 1 个周期，4 周期 ddAC 后序贯 4 周期 ddT，所有周期均应用 G-CSF（粒细胞集落刺激因子）支持。

—多柔比星：60mg/m^2，静脉滴注，d1，每 2 周；

—环磷酰胺：600mg/m^2，静脉滴注，d1，每 2 周。

序贯：

—紫杉醇：175mg/m^2，静脉滴注，d1，每 2 周。

注：多柔比星在国内基本被表柔比星取代，推荐剂量 75～100mg/m^2。密集紫杉醇亦可采用周剂量紫杉醇（80mg/m^2，d1，每 1 周，共 12 周期）代替。

适用人群

CALGB9741 研究入组了 2005 例腋窝淋巴结阳性（T0～3N1～2M0）的术后乳腺癌患者（入组时间：1997 年 9 月至 1999 年 3 月）。指南中推荐用于辅助治疗的化疗方案可以考虑用于术前治疗（即新辅助治疗阶段）。

疗效

2005 例患者随机分配到 4 个治疗组，其中 2 个治疗组（996 例患者）采用 AC-T 治疗方案，其中 501 例患者接受每 3 周一次的 AC-T 传统治疗方案，495 例患者接受每 2 周一次剂量密集 AC-T 化疗方案；另 2 个治疗组的患者分别接受每 3 周一次的 A-C-T 的序贯化疗或每 2 周一次剂量密集 A-C-T 序贯治疗方案，结果显示 A-C-T 的序贯化疗与 AC-T 的同步化疗在疗效方面未显示出差异；与每 3 周方案相比，剂量密集方案能够显著改善患者的 4 年 DFS 率（82% vs. 75%，RR=0.74；P=0.010），剂量密集方案和 3 周方案的 3 年 OS 率分别为 92%和 90%。接受剂量密集方案 1 年、2 年、3 年和 4 年的复发风险相对减少率分别为 28%、13%、50%和 52%。对于淋巴结阳性的患者，无论肿瘤大小、是否绝经以及患者 ER 状态，剂量密集方案较传统 3 周方案均显示出生存获益，且差异具有统计学意义。

安全性

剂量密集 AC-T 化疗方案的常见不良反应发生率

不良反应	3 级	4 级
疼痛	9.3%	0.2%
恶心	8.3%	0
肌痛/关节痛	5.3%	0
呕吐	3.7%	2.4%
感染	2.6%	0.4%
口腔炎	1.8%	0.8%

续表

不良反应	3 级	4 级
皮肤反应	2.2%	0.2%
腹泻	1.0%	0
静脉炎/血栓形成	0.8%	0
中性粒细胞减少	0.2%	9.3%
白细胞减少	0.2%	5.7%
血小板减少	0.2%	0.6%
贫血	0	0.2%
心脏毒性	0	0.2%

- **AC-T**（NASBP B-27 研究——国际多中心、随机、开放标签、Ⅲ期研究）[5,6]

每 3 周为 1 个周期，术前 4 周期 AC 序贯 4 周期 T。

—表柔比星：75～100mg/m^2，静脉滴注，d1，每 3 周；

—环磷酰胺：600mg/m^2，静脉滴注，d1，每 3 周。

序贯：

—多西他赛：80～100mg/m^2，静脉滴注，d1，每 3 周。

注：多西他赛亦可采用周剂量紫杉醇（80mg/m^2，d1，每 1 周，共 12 周期）或白蛋白紫杉醇（125mg/m^2，d1、d8，每 3 周）代替。

适用人群

NASBP B-27 研究入组了 2411 例经细针穿刺细胞学或空芯针活检诊断为原发性可手术的女性乳腺癌患者（AJCC 分期：T1c～3N0～1M0 或 T1～3N1M0）（入组时间：1995 年 12 月至 2000 年 12 月）。

疗效

2411 例患者随机分配到 3 个治疗组。第 1 组：AC×4 周期后手术（804 例）；第 2 组：AC×4 周期序贯 T×4 周期后手术（805 例）；第 3 组：AC×4 周期后手术，术后行 T×4 周期（802 例）。第 1～3 组的 pCR 率分别为 12.9%、26.1%、14.4%，5 年 DFS 率为 67.7%、71.1%、70.0%。

安全性

AC-T 新辅助治疗常见不良反应发生率

不良反应(≥3 级)	AC	T
脱发	57.9%	45%
粒细胞缺乏性发热	7.3%	21.2%
中性粒细胞减少	6.3%	2.3%
恶心	4.2%	1.0%
呕吐	4.2%	0.9%
感染	2.2%	6.9%

续表

不良反应(≥3 级)	AC	T
口腔炎	1.3%	2.6%
腹泻	0.4%	0.6%
感觉神经病变	<0.1%	2.3%
过敏反应	0	0.3%

- **TAC**（GeparTrio——德国多中心、随机、开放标签、Ⅲ期研究）[7-9]

每 3 周为 1 个周期，术前 6 周期，所有周期均应用 G-CSF 支持。

—多西他赛：75mg/m^2，静脉滴注，d1，每 3 周；

—多柔比星：50mg/m^2，静脉滴注，d1，每 3 周；

—环磷酰胺：500mg/m^2，静脉滴注，d1，每 3 周。

注： 多柔比星在国内基本被表柔比星取代，推荐剂量 75～100mg/m^2。

适用人群

GeparTrio 研究共纳入分析了德国 88 个中心的 2072 例患者，均为年龄大于 18 岁、肿瘤大于 2cm、未经治疗、经过粗针穿刺病理确诊的单侧或双侧原发性乳腺癌患者，血常规、心功能、肝肾功能正常，且至少伴以下 1 个高危因素：①年龄小于 36 岁；②肿瘤大于 5cm；③ER 和 PR 阴性；④腋窝淋巴结阳性；⑤肿瘤分级未分化（入组时间：2002 年 8 月至 2005 年 5 月）。

疗效

2072 例患者先行 2 周期 TAC 后依据疗效分组，1390 例为早期缓解组，622 例为无缓解组。早期缓解组又分为 TAC×4 周期、TAC×6 周期两组，pCR 率分别为 21.0% vs. 23.5%，P=0.27；无缓解组分为 TAC×4 周期、NX（长春瑞滨联合卡培他滨）×4 周期两组，pCR 率分别为 5.3% vs. 6.0%。其中 TNBC 患者（362 例）的总体 pCR 率达 36.7%。与 TAC×6 周期方案相比，无论是延长 TAC 治疗周期，还是早期治疗无缓解组换用 NX 方案治疗，TNBC 患者的 pCR 率均未显示出统计学差异（OR=0.89，P=0.606）。随着进一步随访发现，所有患者调整治疗方案，包括 TAC×8 周期或 TAC×2-NX 方案，与 TAC×6 周期相比，显示出 DFS 和 OS 上的获益，但是对于三阴性乳腺癌患者并未观察到获益。

安全性

TAC 新辅助治疗常见不良反应发生率

不良反应	任何级别	≥3 级
脱发	97.8%	12.0%
贫血	91.6%	5.0%

续表

不良反应	任何级别	≥3 级
乏力	87.0%	8.3%
白细胞减少	80.7%	53.8%
恶心	76.8%	5.7%
中性粒细胞减少	66.5%	43.4%
口腔炎	59.0%	2.2%
腹泻	41.6%	3.5%
血小板减少	41.1%	4.4%
感觉神经病变	38.1%	0.3%
呕吐	37.1%	3.2%
水肿	37.1%	1.9%
结膜炎	36.3%	0.6%
呼吸困难	33.1%	3.5%
吞咽困难或食管炎	33.0%	1.3%
手足综合征	20.7%	1.0%
过敏反应	15.3%	0.3%
发热	12.1%	0.6%

• **TCb-AC**（BrighTNess 研究——国际多中心、随机、双盲、安慰剂对照、Ⅲ期研究）[10,11]

术前（T×12+Cb×4）序贯 AC×4，之后手术治疗。

—紫杉醇：80mg/m^2，静脉滴注，d1，每 1 周；

—卡铂：AUC=6，静脉滴注，d1，每 3 周。

序贯：

—多柔比星：60mg/m^2，静脉滴注，d1，每 2 周或 3 周；

—环磷酰胺：600mg/m^2，静脉滴注，d1，每 2 周或 3 周。

注：多柔比星在国内基本被表柔比星取代，推荐剂量 75～100mg/m^2，d1，每 2 周或 3 周。

适用人群

BrighTNess 研究入组了全球 154 个中心的 634 例患者，均为年龄 18 岁及以上、女性、可手术、组织学或细胞学证实为初诊的浸润性 TNBC、临床分期Ⅱ～Ⅲ期（T1N1～2 或 T2～4N0～2）的患者，且 ECOG 评为 0～1（入组时间：2014 年 4 月 4 日至 2016 年 3 月 18 日）。

疗效

634 例患者随机分配（2∶1∶1）到三个治疗组：316 例接受维利帕尼+紫杉醇+卡铂序贯蒽环类+环磷酰胺治疗（维利帕尼+TCb-AC），160 例接受紫杉醇+

卡铂序贯蒽环类+环磷酰胺治疗（TCb-AC），158 例接受紫杉醇单药序贯蒽环类+环磷酰胺治疗（T-AC）。事后探索性分析显示：TCb-AC 较 T-AC 显著提高了 pCR 率（58% vs. 31%，$P<0.0001$）。TCb-AC 组与 T-AC 组的 4 年 EFS 率分别为 79.3%和 68.5%（HR=0.57，$P=0.02$），OS 的 HR=0.63（$P=0.17$）。

值得提出的是，该研究入组时都进行了 *BRCA* 检测，但是并未根据 *BRCA* 基因是否突变选择治疗方案。研究中检测到 *BRCA* 基因突变的患者为 92 例，加用维利帕尼并未有统计学意义的 pCR 率提高。

安全性

TCb-AC 新辅助治疗的常见不良反应发生率

不良反应	1～2 级	3 级	4 级
恶心	62%	0	0
脱发	60%	0	0
疲乏	51%	1%	0
贫血	41%	17%	0
外周神经毒性	41%	0	0
便秘	35%	0	0
血小板减少	31%	5%	1%
呕吐	28%	1%	0
腹泻	25%	1%	0
头痛	23%	0	0
失眠	21%	0	0
味觉障碍	20%	0	0
肌肉痛	17%	0	0
发热	17%	0	0
食欲下降	15%	0	0
口腔炎	13%	1%	0
腹痛	13%	0	0
消化不良	13%	0	0
鼻出血	13%	0	0
呼吸困难	12%	0	0
白细胞减少	11%	4%	1%
头晕	11%	1%	0
关节痛	10%	0	0
中性粒细胞减少	8%	42%	11%

三阴性乳腺癌新辅助治疗代表性临床研究汇总

研究简称	研究分期	发表时间	地区	人数	分组	病理学缓解率	P 值	远期疗效	HR 值	≥3 级中性粒细胞减少	≥3 级腹泻
KEYNOTE 522[1~3]	Ⅲ	2020 年、2022 年和 2024 年	全球	784	帕博利珠单抗＋TCb-EC	64.8%（tPCR）	<0.001	81.2%（5 年 EFS 率）	0.65（95% CI 0.51～0.83）	34.5%	2.6%
				390	安慰剂＋TCb-EC	51.2%（tPCR）		72.2%（5 年 EFS 率）		33.4%	1.3%
CALGB9741[4]	Ⅲ	2003 年	全球	484	A-C-T	—	—	75.0%（4 年 DFS 率）	—	23.6%	1.3%
				501	AC-T	—				42.8%	2.4%
				493	ddA-C-T	—		82.0%（4 年 DFS 率）	—	3.1%	22.4%
				495	ddAC-T	—				9.5%	1.0%
NASBP B-27[5,6]	Ⅲ	2003 年和 2006 年	全球	804	AC-手术	12.9%	—	67.7%（5 年 DFS 率）	0.90（95% CI 0.76～1.06）	—	—
				805	AC-T-手术	26.1%		71.1%（5 年 DFS 率）			
				802	AC-手术-T	14.4%		70.0%（5 年 DFS 率）			
GeparTrio[7~9]	Ⅲ	2008 年和 2013 年	德国	704	TAC×6（早期缓解组）	21.0%	0.27	—	0.78（95% CI 0.62～0.97）（DFS）	42.1%	4.1%
				686	TAC×8（早期缓解组）	23.5%		—		48.3%	4.9%
				321	TAC×6（无缓解组）	5.3%	—	—	0.59（95% CI 0.49～0.82）（DFS）	43.4%	3.5%
				301	TAC×2-NX×4（无缓解组）	6.0%		—		37.9%	5.1%
BrighTNess[10,11]	Ⅲ	2018 年和 2022 年	全球	316	维利帕尼＋TCb-AC	53%	<0.0001	78.2%（4 年 EFS 率）	—	57%	2%
				160	TCb-AC	58%		79.3%（4 年 EFS 率）	0.57（95% CI 0.36～0.91）	53%	1%
				158	T-AC	31%		68.5%（4 年 EFS 率）		3%	0
ECOG1199[12]	Ⅲ	2015 年	全球	1253	AC-T	—	—	58.7%（10 年 DFS 率）	0.69	—	—
				1232	AC-wT	—		69.0%（10 年 DFS 率）		—	—

续表

研究简称	研究分期	发表时间	地区	人数	分组	病理学缓解率	*P* 值	远期疗效	HR 值	≥3 级中性粒细胞减少	≥3 级腹泻
GBG 69[13,14]	Ⅲ	2016 年和 2019 年	德国	606	紫杉醇(白蛋白结合型)+表柔比星+环磷酰胺	38%	<0.0001	84.0%(4 年 iDFS 率)	0.66(95% CI 0.51～0.86)	60.8%	3.3%
				601	溶剂型紫杉醇+表柔比星+环磷酰胺	29%		76.3%(4 年 iDFS 率)		61.7%	2.8%
NeoCART[15]	Ⅱ	2022 年	中国	44	AC-T	38.6%	0.004	88.3%(3 年 EFS 率)	0.76(95% CI 0.2～2.84)	9.1%	—
				44	TCb	61.4%		90.8%(3 年 EFS 率)		2.3%	4.5%
GeparSixto[16,17]	Ⅱ	2014 年和 2018 年	德国	158	AT+Cb 联合贝伐单抗	53.2%	0.005	86.1%(3 年 DFS 率)	0.56(95% CI 0.34～0.93)	65%	17%
				157	AT 联合贝伐单抗	36.9%		75.8%(3 年 DFS 率)		27%	11%
cTRIO[18]	Ⅱ	2023 年	中国	50	紫杉醇(白蛋白结合型)+卡铂+替雷利珠单抗	62.0%	—	—	—	—	—
NeoTennis[19]	Ⅱ	2024 年	中国	70	表柔比星+环磷酰胺+紫杉醇(白蛋白结合型)+特瑞普利单抗	55.7%	—	—	—	17.1%	0
ChiCTR-TRC-14005019[20,21]	Ⅱ	2018 年和 2022 年	中国	101	TE	17.8%	<0.0001	80.2%(5 年 DFS 率)	0.44(95% CI 0.21～0.90)	21%	—
				99	TEL	41.4%		89.9%(5 年 DFS 率)		39%	—

专家点评

KEYNOTE 522 研究证实了在早期三阴性乳腺癌新辅助治疗中，帕博利珠单抗联合 TCb 序贯 EC 随后辅助帕博利珠单抗的有效性和安全性，该方案可以显著提高 pCR 率、EFS 及 OS，且耐受性良好，无论 PD-L1 的表达水平如何都有显著的获益，因此治疗时无需根据 CPS 评分决定是否联合帕博利珠单抗，但是在肿瘤表达 PD-L1 阳性（CPS≥20）患者，pCR 率的提升更为显著，目前国内其适应证仅批准用于肿瘤表达 PD-L1 阳性、CPS≥20 的患者。基于该方案，帕博利珠单抗成为首个获批三阴性乳腺癌新辅助（随后辅助治疗）的免疫治疗药物，该方案也是三阴性乳腺癌新辅助治疗的优选方案。另外，国内目前也开展了一些免疫治疗联合化疗作为三阴性乳腺癌新辅助治疗的单臂临床研究，cTRIO 研究和 NeoTennis 研究均显示出确切的近期疗效，进一步生存结果的数据及Ⅲ期临床研究的开展非常值得期待。

三阴性乳腺癌新辅助治疗方案中仍以蒽环类、紫杉类药物的序贯或联合治疗为主，也可以紫杉类药物阶段联合铂类。关于 EC 序贯 T 的治疗，可考虑 3 周方案，根据 NASBP B-27 研究证实了新辅助 EC 序贯 T 治疗 8 周期，pCR 率得到进一步提高。关于剂量密集 EC 序贯 T 在三阴性乳腺癌新辅助治疗中，虽然没有开展相关的临床研究，但是在 NCCN 指南中推荐用于辅助治疗的化疗方案可以考虑用于新辅助治疗阶段。该研究中对于那些淋巴结阳性的患者，密集方案较 3 周方案显示出具有统计学意义的生存获益。国内指南也优先推荐剂量密集方案用于三阴性乳腺癌的新辅助治疗。另外，GeparTrio 研究证实了 TAC 方案 6 周期可以取得良好的疗效，也是三阴性乳腺癌新辅助治疗的可选方案，但 TAC 方案与 AC 序贯 T 方案疗效相似，但血液学毒性明显增加，应根据患者耐受性加以选择。

铂类药物在三阴性乳腺癌新辅助治疗中的价值一直存在争议。鉴于 BrighTNess 研究结果提示紫杉类药物联合铂类药物序贯蒽环类药物方案，较紫杉类药物序贯蒽环类药物方案，显著提高 pCR 率并改善预后，也是目前的可选方案，尤其存在 *BRCA* 基因突变的患者，含铂的方案更值得被推荐。

江苏省肿瘤医院　袁　渊
江苏省肿瘤医院　张莉莉

参考文献

[1] Schmid P, Cortes J, Pusztai L, et al. Pembrolizumab for Early Triple-Negative Breast Cancer [J]. N Engl J Med, 2020, 382 (9): 810-821.

［2］ Schmid P，Cortes J，Dent R，et al. Event-free Survival with Pembrolizumab in Early Triple-Negative Breast Cancer ［J］. N Engl J Med，2022，386（6）：556-567.

［3］ Schmid P，Cortes J，Dent R，et al. Overall Survival with Pembrolizumab in Early-Stage Triple-Negative Breast Cancer ［J］. N Engl J Med，2024，391（21）：1981-1991.

［4］ Citron M L，Berry D A，Cirrincione C，et al. Randomized trial of dose-dense versus conventionally scheduled and sequential versus concurrent combination chemotherapy as postoperative adjuvant treatment of node-positive primary breast cancer：first report of Intergroup Trial C9741/Cancer and Leukemia Group B Trial 9741 ［J］. J Clin Oncol，2003，21（8）：1431-1439.

［5］ Bear H D，Anderson S，Brown A，et al. The effect on tumor response of adding sequential preoperative Docetaxel to preoperative Doxorubicin and Cyclophosphamide：preliminary results from National Surgical Adjuvant Breast and Bowel Project Protocol B-27 ［J］. J Clin Oncol，2003，21（22）：4165-4174.

［6］ Bear H D，Anderson S，Smith R E，et al. Sequential preoperative or postoperative Docetaxel added to preoperative Doxorubicin plus Cyclophosphamide for operable breast cancer：National Surgical Adjuvant Breast and Bowel Project Protocol B-27 ［J］. J Clin Oncol，2006，24（13）：2019-2027.

［7］ Von Minckwitz G，Kummel S，Vogel P，et al. Neoadjuvant Vinorelbine-Capecitabine versus Docetaxel-Doxorubicin-Cyclophosphamide in early nonresponsive breast cancer：phase Ⅲ randomized GeparTrio trial ［J］. J Natl Cancer Inst，2008，100（8）：542-551.

［8］ Von Minckwitz G，Kummel S，Vogel P，et al. Intensified neoadjuvant chemotherapy in early-responding breast cancer：phase Ⅲ randomized GeparTrio study ［J］. J Natl Cancer Inst，2008，100（8）：552-562.

［9］ Von Minckwitz G，Blohmer J U，Costa S D，et al. Response-guided neoadjuvant chemotherapy for breast cancer ［J］. J Clin Oncol，2013，31（29）：3623-3630.

［10］ Loibl S，O'shaughnessy J，Untch M，et al. Addition of the PARP inhibitor Veliparib plus Carboplatin or Carboplatin alone to standard neoadjuvant chemotherapy in triple-negative breast cancer（BrighTNess）：a randomised，phase 3 trial ［J］. Lancet Oncol，2018，19（4）：497-509.

［11］ Geyer C E，Sikov W M，Huober J，et al. Long-term efficacy and safety of addition of Carboplatin with or without Veliparib to standard neoadjuvant chemotherapy in triple-negative breast cancer：4-year follow-up data from BrighTNess，a randomized phase Ⅲ trial ［J］. Ann Oncol，2022，33（4）：384-394.

［12］ Sparano J A，Zhao F，Martino S，et al. Long-Term Follow-Up of the E1199 Phase Ⅲ Trial Evaluating the Role of Taxane and Schedule in Operable Breast Cancer ［J］. J Clin Oncol，2015，33（21）：2353-2360.

［13］ Untch M，Jackisch C，Schneeweiss A，et al. Nab-Paclitaxel versus solvent-based Paclitaxel in neoadjuvant chemotherapy for early breast cancer（GeparSepto-GBG 69）：a randomised， phase 3 trial [J]. Lancet Oncol, 2016, 17 (3): 345-356.

[14] Untch M, Jackisch C, Schneeweiss A, et al. NAB-Paclitaxel Improves Disease-Free Survival in Early Breast Cancer: GBG 69-GeparSepto [J]. J Clin Oncol, 2019, 37 (25): 2226-2234.

[15] Zhang L, Wu Z Y, Li J, et al. Neoadjuvant Docetaxel plus Carboplatin vs Epirubicin plus Cyclophosphamide followed by Docetaxel in triple-negative, early-stage breast cancer (NeoCART): Results from a multicenter, randomized controlled, open-label phase Ⅱ trial [J]. Int J Cancer, 2022, 150 (4): 654-662.

[16] Von Minckwitz G, Schneeweiss A, Loibl S, et al. Neoadjuvant Carboplatin in patients with triple-negative and HER2-positive early breast cancer (GeparSixto; GBG 66): a randomised phase 2 trial [J]. Lancet Oncol, 2014, 15 (7): 747-756.

[17] Loibl S, Weber K E, Timms K M, et al. Survival analysis of Carboplatin added to an anthracycline/taxane-based neoadjuvant chemotherapy and HRD score as predictor of response-final results from GeparSixto [J]. Ann Oncol, 2018, 29 (12): 2341-2347.

[18] Jiang Z, Yu Z, Geng C, et al. Neoadjuvant Tislelizumab plus Nab-Paclitaxel and Carboplatin followed by adjuvant Tislelizumab in patients with early triple-negative breast cancer [J]. Journal of Clinical Oncology, 2023, 41 (16 _ suppl): 602-602.

[19] He M, Hao S, Ma L, et al. Neoadjuvant anthracycline followed by Toripalimab combined with Nab-Paclitaxel in patients with early triple-negative breast cancer (NeoTENNIS): a single-arm, phase Ⅱ study [J]. EClinicalMedicine, 2024, 74: 102700.

[20] Wu X, Tang P, Li S, et al. A randomized and open-label phase Ⅱ trial reports the efficacy of neoadjuvant Lobaplatin in breast cancer [J]. Nat Commun, 2018, 9 (1): 832.

[21] Yan W T, Wu X J, Wang S S, et al. Lobaplatin-based neoadjuvant chemotherapy for triple-negative breast cancer: a 5-year follow-up of a randomized, open-label, phase Ⅱ trial [J]. Ther Adv Med Oncol, 2022, 14: 17588359221107111.

3.2.2 辅助治疗

3.2.2.1 辅助治疗方案

（1）以化疗为基础 鉴于靶向治疗在三阴性乳腺癌（TNBC）中的疗效局限性，故当前 TNBC 辅助治疗仍以化疗为基石。基于 NCCN 等国际指南共识，标准化疗方案主要包括 TC（多西他赛＋环磷酰胺）、TEC（多西他赛＋表柔比星＋环磷酰胺）及 AC-T（多柔比星＋环磷酰胺序贯紫杉醇）。这些方案通过蒽环类（如多柔比星）和紫杉类（如紫杉醇、多西他赛）的协同作用，可显著降低乳腺癌局部复发和远处转移风险，现已成为 TNBC 术后辅助治疗的核心策略。

（2）强化剂量密集型化疗 对于高危 TNBC 患者（如淋巴结阳性或肿瘤直径大于 2cm），研究及指南共识表明，剂量密集型 ddAC-ddT 方案（表柔比星＋环磷酰胺序贯紫杉醇，每 2 周 1 次）可显著改善预后，该方案通过缩短化疗周期间隔，提高药物的暴露强度，增强肿瘤细胞杀伤效应，较传统 3 周方案进一步降低复发风险。

（3）后续强化治疗　对于携带 *BRCA1/2* 基因突变的高危 TNBC 患者，PARP 抑制剂（如奥拉帕利）已展现明确生存获益，OlympiA 研究[1]表明，辅助治疗后序贯奥拉帕利可显著改善无浸润性疾病生存期（iDFS）和无远处转移生存期（DDFS），现已被 ESMO 指南列为Ⅰ类推荐方案。对于未携带 *BRCA1/2* 基因突变的高危 TNBC 患者，SYSUCC-001 研究[2]表明在完成标准辅助化疗后，继续进行 1 年的卡培他滨节拍化疗可将早期 TNBC 的复发风险降低 1/3 以上。

注：T—紫杉类，包括多西他赛、白蛋白紫杉醇、紫杉醇；A/E—蒽环类，包括表柔比星、吡柔比星、多柔比星；C—环磷酰胺；Cb—卡铂。

3.2.2.2　新辅助治疗后的辅助强化策略

TNBC 患者的辅助治疗方案需依据新辅助治疗后病理状态分层制定：对于未达病理学完全缓解（non-pCR）的患者，根据 CReate-X 研究[3]，术后接受 6～8 周期卡培他滨辅助强化治疗，可降低复发风险。对于 *BRCA1/2* 基因突变患者，无论新辅助治疗后是否达到 pCR，基于 OlympiA 研究，均推荐使用奥拉帕利辅助治疗。在免疫抑制剂使用方面，对于新辅助治疗阶段未使用 PD-1 抑制剂者，辅助阶段不常规推荐免疫治疗；而新辅助治疗阶段已接受 PD-1 抑制剂者，基于 KEYNOTE-522 研究[4]，不论实现 pCR 与否，均建议继续使用 PD-1 抑制剂（如帕博利珠单抗）治疗满 1 年，治疗全程需密切监测治疗相关不良事件，如免疫性肺炎、甲状腺功能异常。

3.2.2.3　具体方案的疗效及安全性

- **AC-T**（BCIRG 005 研究——国际多中心、随机、开放标签、Ⅲ期研究）[5]

每 3 周为 1 个周期，患者接受 4 个周期的多柔比星联合环磷酰胺（AC），随后接受 4 周期多西他赛（T）。

—多柔比星：60mg/m^2，静脉滴注，d1，每 3 周；

—环磷酰胺：600mg/m^2，静脉滴注，d1，每 3 周。

序贯：

—多西他赛：100mg/m^2，静脉滴注，d1，每 3 周。

适用人群

该研究入组了全球 335 个中心的 3298 名、年龄在 18～70 岁、临床分期 cT1～T3/cN1/M0（Ⅱ～Ⅲ期）可手术的乳腺癌患者，中心实验室确认 HER2 阴性，

KPS 评分≥80 分，患者必须接受过乳房切除术或保乳手术，并且切缘为肿瘤阴性（R0），以及进行过腋窝淋巴结清扫，至少从切除的 6 个淋巴结中发现一个受累淋巴结（pN1）（入组时间：2000 年 8 月至 2003 年 2 月）。

疗效

3298 名患者被随机分配到 2 个治疗组：1649 例接受 AC→T（多柔比星 $60mg/m^2$ 联合环磷酰胺 $600mg/m^2$，4 周期，随后多西他赛 $100mg/m^2 \times 4$ 周期）治疗，1649 例接受 TAC（多西他赛 $75mg/m^2$、多柔比星 $50mg/m^2$ 和环磷酰胺 $500mg/m^2$ 联合治疗，6 周期）治疗。两组患者的 10 年无病生存率（DFS 率）分别为 66.5%和 66.3%（$P=0.749$）。在总生存率（OS 率）方面，AC→T 组和 TAC 组的 10 年总生存率分别为 79.9%（95% CI 78.1%～81.7%）和 78.9%（95% CI 77.0%～80.8%）（$P=0.506$）。亚组分析显示，TAC 组在疗效上并未显著优于 AC→T 组，且 AC→T 组的毒性反应更低。

安全性

AC-T 与 TAC 方案在 HER2 阴性乳腺癌治疗中的不良反应发生率

≥3 级的不良反应			
不良反应类型	AC→T 组	TAC 组	*P* 值
血液学毒性及感染			
中性粒细胞减少	58%	61%	0.0459
发热性中性粒细胞减少	8%	17%	<0.0001
感染			
中性粒细胞降低性感染	7%	8%	0.0711
不明感染	5%	3%	0.0048
无中性粒细胞减少性感染	2%	2%	0.5151
贫血	2%	3%	0.0643
血小板减少	1%	2%	0.0167
白血病/骨髓增生异常综合征	<1%	<1%	0.7901
非血液学毒性			
腹泻	3%	2%	0.1503
呼吸困难	<1%	<1%	0.8549
疲劳	6%	5%	0.1729
体液潴留	1%	<1%	0.0236
手足综合征	2%	0	<0.0001
月经不规律	19%	18%	0.5315
肌痛	5%	<1%	<0.0001
感觉神经病变	1%	<1%	<0.0001
非神经性疼痛	<1%	<1%	0.5481
口腔炎	3%	3%	0.5238

续表

≥3 级的不良反应			
不良反应类型	AC→T 组	TAC 组	*P* 值
非血液学毒性			
血栓/肺栓塞	<1%	<1%	0.8499
恶心	4%	4%	0.4789
呕吐	5%	4%	0.1525
充血性心力衰竭(CHF)相关毒性	1%	<1%	0.2531
CHF 伴 LVEF 显著下降*	<1%	<1%	0.3430
CHF 伴 LVEF 轻度下降**	<1%	<1%	1.0000
有症状/体征的 CHF(无论 LVEF 变化)	<1%	<1%	0.4402

*LVEF 显著下降：较基线绝对下降≥15%且低于 LLN。

**LVEF 轻度下降：较基线绝对下降≥10%但<15%且低于 LLN。

注：LVEF——左（心）室射血分数；LLN——正常值下限；CHF——充血性心力衰竭；LVEF 下降幅度均为较基线的绝对下降值。

- **ddAC-ddT**（CALGB 9741 研究——国际多中心、随机、开放标签、Ⅲ期研究）[6]

该研究每 2 周为 1 个周期，患者接受 4 个周期的多柔比星＋环磷酰胺（AC），随后为紫杉醇（T），使用了剂量密集（dose-dense）型化疗方案。

—多柔比星：60mg/m^2，静脉滴注，d1，每 2 周；

—环磷酰胺：600mg/m^2，静脉滴注，d1，每 2 周。

序贯：

—紫杉醇：175mg/m^2，静脉滴注，d1，每 2 周。

适用人群

该研究入组了全球多中心的 1973 名年龄在 18～70 岁之间、临床分期 T0～T3/N1～N2/M0（Ⅱ～Ⅲ期）可手术的女性乳腺癌患者，KPS 评分≥80 分，所有患者均接受了乳房切除术或保乳手术，并确保手术切缘阴性（R0），同时进行了腋窝淋巴结清扫。参与研究的患者须具备正常的心脏、肝脏和肾脏功能，且无乳腺癌放疗或化疗病史（入组时间：1997 年 8 月至 1999 年 12 月）。

疗效

1973 名患者被随机分配到常规/剂量密集治疗组：985 例接受常规方案（每 3 周）治疗，988 例接受剂量密集方案（每 2 周，辅以 G-CSF 预防性治疗）治疗。在中位随访时间 36 个月时，剂量密集组的 4 年无病生存率（DFS 率）为 82%，常规组为 75%（$P=0.010$），剂量密集组的复发风险显著降低（RR＝0.74）。4 年总生存率（OS 率），剂量密集组 85% vs. 常规组 77%（$P=0.013$），表明剂量密集组的生存优势显著。

安全性

ddAC-ddT 方案的 3～4 级不良反应发生率

不良反应类型	3 级	4 级
血液学毒性及感染		
白细胞减少	0.2%	5.7%
血小板减少	0.2%	0.6%
血红蛋白下降	0	0.2%
中性粒细胞减少	0.2%	9.3%
感染	2.6%	0.4%
非血液学毒性		
恶心	8.3%	0
呕吐	3.7%	2.4%
腹泻	1.0%	0
口腔炎	1.8%	0.8%
心脏功能损害	0	0.1%
感觉神经毒性	3.9%	0
运动神经毒性	1.0%	0
疼痛	9.3%	0.2%
皮肤反应	2.2%	0.2%

• **卡培他滨维持治疗**（SYSUCC-001 研究——国际多中心、随机、开放标签、Ⅲ期研究）[2]

每 3 周为 1 个周期，患者完成标准辅助化疗后，接受卡培他滨节拍化疗，或者进行观察。

–卡培他滨：650mg/m^2，口服，每日 2 次，连续 1 年。

适用人群

本研究入组了 13 家中心 443 名患者，年龄＞18 岁，所有患者均为早期三阴性乳腺癌，临床分期为 T1b～3N0～3cM0（即Ⅱ～Ⅲ期），中心实验室确认 HER2 阴性，无内部淋巴结及锁骨上淋巴结转移；所有患者需接受标准治疗方案，包括改良根治性乳房切除术或保乳手术，以及新辅助或辅助化疗、放疗。患者在随机分组前 3 个月内接受的胸部、腹部和骨骼影像学检查未发现远处转移（入组时间：2010 年 4 月至 2016 年 12 月）。

疗效

443 名患者随机分为两组进行治疗：222 名患者接受卡培他滨维持治疗（650mg/m^2，每日 2 次，连续 1 年），221 名患者进行观察。在中位随访 61 个月后，卡培他滨组与观察组的 5 年无病生存率（DFS 率）分别为 82.8%和 73.0%（HR＝0.64，95% CI 0.42～0.95；P＝0.03），卡培他滨维持治疗显著降低了患者的复发或死亡风险。进一步分析显示，卡培他滨组的 5 年无远处疾病生存率（DDFS 率）为 85.8%，观察组为 75.8%（P＝0.02），这进一步证实了卡培他滨维持治疗的益处。

安全性

卡培他滨节拍方案治疗局部晚期三阴性乳腺癌的不良反应发生率

不良反应类型	所有级别	1级	2级	3级
血液学毒性				
白细胞减少	23.5%	18.1%	5.4%	0
非血液学毒性				
手足综合征	45.2%	18.6%	19.0%	7.7%
总胆红素升高	12.7%	7.7%	5.0%	0
腹痛/腹泻	6.8%	3.2%	3.6%	0
ALT/AST 升高	5.0%	3.6%	1.4%	0
乏力	1.9%	1.9%	0	0
恶心	1.4%	1.4%	0	0
呕吐	0.5%	0.5%	0	0
口腔炎	1.4%	0.5%	0	0

• **奥拉帕利强化治疗**（OlympiA 研究——国际多中心、随机、双盲、Ⅲ期研究）[1]

本研究对接受局部治疗及辅助或新辅助化疗后的早期 *BRCA1* 或 *BRCA2* 基因突变乳腺癌患者进行了疗效评估，旨在验证奥拉帕利作为辅助治疗的有效性。

—奥拉帕利：300mg，口服，每日 2 次，连续 1 年。

适用人群

本项研究共纳入 1836 名患者，研究对象为携带 *BRCA1* 或 *BRCA2* 致病性或潜在致病性突变的高风险 HER2 阴性早期乳腺癌患者。参与研究的患者必须在完成局部治疗（包括手术和放疗）以及至少 6 个周期的新辅助或辅助化疗后方可入组。化疗方案包括蒽环类、紫杉类药物，或二者的联合使用，并允许使用铂类化疗药物。对于三阴性乳腺癌患者，若接受辅助化疗，则要求腋窝淋巴结呈阳性或原发肿瘤直径≥2cm；对于接受新辅助化疗的患者，则要求乳腺或切除的淋巴结中存在残留的侵袭性乳腺癌（即未实现病理学完全缓解）。对于激素受体阳性、HER2 阴性的乳腺癌患者，要求至少有 4 个病理证实的阳性淋巴结，或者在新辅助化疗后未达到病理学完全缓解，并且 CPS+EG 评分为 3 分或以上（入组时间：2014 年 6 月至 2019 年 5 月）。

疗效

1836 名患者被随机分配到 2 个治疗组：921 名患者接受奥拉帕利辅助治疗，915 名患者接受安慰剂。中位随访 2.5 年后，奥拉帕利组与安慰剂组的 4 年无浸润性疾病生存率（iDFS 率）分别为 82.7%和 75.4%（差异为 7.3 个百分点，95% CI 3.0～11.5；HR=0.63，95% CI 0.50～0.78），奥拉帕利显著降低了患者复发或死亡的风险。此外，奥拉帕利组的 4 年无远处疾病生存率（DDFS 率）为 86.5%，而安慰剂组为

79.1%（差异为7.4个百分点，95% CI 3.6～11.3；HR=0.57，95% CI 0.48～0.77）。奥拉帕利组的死亡人数为75例，安慰剂组为109例，HR=0.68（95% CI 0.47～0.98）。奥拉帕利组的4年OS率为90%，显著优于安慰剂组的86%。

安全性

奥拉帕利辅助强化治疗的不良反应发生率

不良反应类型	任意级别	1级	2级	≥3级
血液学毒性				
中性粒细胞减少	16.1%	4.0%	7.2%	4.9%
白细胞减少	15.8%	4.6%	8.2%	3.0%
非血液学毒性				
恶心	57.1%	42.9%	13.4%	0.8%
乏力	40.3%	26.3%	12.2%	1.8%
贫血	23.6%	7.5%	7.5%	8.7%
呕吐	22.6%	17.6%	4.4%	0.7%
头痛	19.8%	15.9%	3.6%	0.2%
腹泻	17.6%	13.7%	3.5%	0.3%
食欲下降	13.1%	11.1%	1.8%	0.2%
味觉障碍	11.7%	11.1%	0.7%	0.0%
眩晕	11.4%	10.0%	1.3%	0.1%
关节痛	9.8%	7.0%	2.5%	0.2%

• **卡培他滨辅助治疗**（CReate-X研究——国际多中心、随机、开放标签、Ⅲ期研究）[3]

每3周为1个治疗周期，患者在完成标准新辅助化疗后未达pCR患者，接受卡培他滨维持治疗。

—卡培他滨：1250mg/m^2，口服，每日2次，连续14d，每3周为1个周期，进行6～8个周期。

适用人群

本研究入组了910名患者，所有患者为HER2阴性乳腺癌，并在接受含蒽环类和紫杉类的标准新辅助化疗后，病理学显示为残留侵袭性肿瘤。患者年龄在20～74岁之间，ECOG评分为0～1。约32.2%的患者为三阴性乳腺癌（入组时间：2007年2月至2012年7月）。

疗效

910名患者按1∶1的比例随机分配到两个治疗组：455名接受卡培他滨联合标准治疗（卡培他滨组），455例仅接受标准术后治疗（对照组）。在中位随访3.6年后，卡培他滨组与对照组的5年无病生存率（DFS率）分别为74.1%和67.6%（HR=0.70，95% CI 0.53～0.92，P=0.01）。5年总生存率（OS率），卡培他滨组为89.2%，对照组为83.6%（HR=0.59，95% CI 0.39～0.90，P=0.01）。对于三阴性乳腺癌患者，卡培他滨组的5年无病生存率为69.8%，对照组为56.1%（HR=0.58，95% CI 0.39～0.87）；卡培他滨组的5年总生存率为78.8%，对照组为70.3%（HR=0.52，95% CI 0.30～0.90）。这些结果表明，卡培他滨辅助治疗可以显著提高HER2阴性乳腺癌患者的生存率。

安全性

卡培他滨在新辅助化疗后未达pCR的HER2阴性乳腺癌患者辅助强化阶段的不良反应发生率

不良反应	1级	2级	3级	4级
血液学毒性				
中性粒细胞减少	19.0%	18.3%	5.9%	0.5%
白细胞减少	29.3%	32.3%	1.4%	0.2%
血小板减少	45.8%	8.4%	0.7%	0
贫血	37.2%	2.3%	0	0
非血液学毒性				
腹泻	15.1%	3.8%	2.5%	0.5%
疲乏	19.9%	4.5%	1.1%	0
厌食	13.8%	2.7%	0.7%	0
胆红素升高	22.3%	9.3%	0.5%	0
AST升高	27.1%	1.4%	0.2%	0
黏膜炎或口腔炎	18.1%	2.9%	0.2%	0
呕吐	5.6%	1.4%	0.2%	0
恶心	20.8%	1.4%	0	0
ALT升高	32.3%	3.4%	0	0
碱性磷酸酶升高	24.8%	0.7%	0	0
乳酸脱氢酶升高	31.8%	0	0	0
肌酐水平升高	5.0%	0.5%	0	0
手足综合征	37.2%	25.1%	11.1%	—

• **帕博利珠单抗辅助治疗**（KEYNOTE-522研究——国际多中心、随机、双盲、Ⅲ期研究）[4]

每3周为1个周期，患者在接受新辅助化疗（紫杉醇+卡铂→蒽环类+环磷酰胺）的同时，接受帕博利珠单抗治疗，随后接受手术和辅助治疗。

—帕博利珠单抗：200mg，静脉注射，每3周1次，术后9个周期。

适用人群

本研究入组了1174例患者，所有患者为新诊断的、先前未治疗的Ⅱ期或Ⅲ期早期三阴性乳腺癌患者，患者年龄18岁以上，ECOG评分为0～1（入组时间：

2017 年 3 月至 2018 年 9 月）。

疗效

1174 名患者按 2：1 的比例随机分配到两个治疗组：784 名接受帕博利珠单抗（200mg，静脉注射，每 3 周 1 次）联合包含紫杉类（紫杉醇）和铂类的新辅助化疗（帕博利珠单抗组），390 例接受安慰剂联合新辅助化疗（对照组）。在完成新辅助治疗后，患者接受乳房手术，并在术后继续接受帕博利珠单抗或安慰剂的辅助治疗，共计 9 个周期。在中位随访 75.1 个月后，帕博利珠单抗组与安慰剂组的 60 个月无事件生存率（EFS 率）分别为 81.2%（95% CI 78.3%～83.8%）和 72.2%（95% CI 67.4%～76.4%）。显示帕博利珠单抗显著延长了患者的无事件生存期。进一步分析显示，帕博利珠单抗组的患者中，共有 159 例（20.3%）发生不良事件或死亡，而安慰剂组为 114 例（29.2%），表明帕博利珠单抗在降低复发或死亡风险方面具有优势。

安全性

帕博利珠单抗新辅助-辅助治疗相关不良反应发生率

不良反应	帕博利珠单抗＋化疗		安慰剂＋化疗	
	任意级别	≥3 级	任意级别	≥3 级
任何不良事件	99.2%	82.4%	100%	78.7%
治疗相关不良事件	98.9%	77.1%	99.7%	73.3%
恶心	63.2%	3.4%	63.0%	1.5%
脱发	60.2%	0	56.6%	0
贫血	54.8%	18.0%	55.3%	14.9%
中性粒细胞减少症	46.9%	34.5%	47.6%	33.4%
疲乏	42.1%	3.6%	38.8%	1.8%
腹泻	30.4%	2.6%	25.2%	1.3%
ALT 升高	26.1%	5.5%	25.2%	2.3%
呕吐	25.5%	2.4%	22.1%	1.5%
无力	25.3%	3.6%	26.2%	2.3%
皮疹	25.0%	1.5%	17.0%	0.3%
便秘	24.0%	0	21.9%	0
中性粒细胞计数减少	23.6%	18.6%	28.8%	23.1%
AST 升高	20.1%	2.6%	16.2%	0.3%
周围神经病变	19.7%	1.9%	21.6%	1.0%
免疫相关不良事件	35.0%	13.0%	13.1%	1.5%
甲状腺功能减退	15.1%	0.5%	5.7%	0
严重皮肤反应	5.7%	4.7%	1.0%	0.3%
甲状腺功能亢进	5.2%	0.3%	1.8%	0
肾上腺功能不全	2.6%	1.0%	0	0
肺炎	2.2%	0.9%	1.5%	0.5%
甲状腺炎	2.0%	0.3%	1.3%	0
下垂体炎	1.9%	1.3%	0.3%	0

TNBC 乳腺癌辅助治疗代表性临床研究汇总

研究简称	研究分期	发表时间	地区	人数	分组	远期疗效	HR 值	≥3 级显著毒性
BCIRG-005[5]	Ⅲ	2016 年	全球	1649	AC→T	66.5%(10 年 DFS 率)	0.98(95% CI 0.87～1.11)	AC→T 组中性粒细胞减少(58%)
				1649	TAC	66.3% (10 年 DFS 率)		TAC 组中性粒细胞减少(61%)
CALGB 9741[6]	Ⅲ	2003 年	美国	988	dd AC→ddT、dd A→ddC→ddT	82%(4 年 DFS 率)	0.74	2 周治疗组中性粒细胞减少 (9.5%)
				985	AC→T、A→T→C	75.0% (4 年 DFS 率)		3 周治疗组中性粒细胞减少 (33.4%)
SYSUCC-001[2]	Ⅲ	2022 年	中国	222	卡培他滨组	82.8% (5 年 DFS 率)	0.64(95% CI 0.38～0.92)	卡培他滨组手足综合征(7.7%)
				221	观察组	73.0% (5 年 DFS 率)		—
OlympiA[1]	Ⅲ	2021 年	全球	921	奥拉帕利组	82.7% (4 年 iDFS 率)	0.63(95% CI 0.50～0.78)	奥拉帕利组中性粒细胞减少 (4.9%)
				915	安慰剂组	75.4%(4 年 iDFS 率)		安慰剂组中性粒细胞减少 (0.8%)
CReate-X[3]	Ⅲ	2017 年	日本	455	卡培他滨组	74.1% (5 年 DFS 率)	0.70(95% CI 0.53～0.92)	卡培他滨组手足综合征 (11.1%)
				455	对照组	67.6% (5 年 DFS 率)		—
KEYNOTE-522[4]	Ⅲ	2022 年	全球	784	帕博利珠单抗＋化疗组	81.2% (5 年 EFS 率)	—	帕博利珠单抗＋化疗组中性粒细胞减少(34.5%)
				390	安慰剂＋化疗组	72.2% (5 年 EFS 率)		安慰剂＋化疗组中性粒细胞减少(33.4%)

专家点评

BCIRG-005 研究证实了 AC→T 方案在辅助治疗中的有效性和安全性，而同时研究表明，与 TAC 方案相比，AC→T 方案在无病生存率（DFS 率）和总体生存率（OS 率）上具有相似的疗效，但发生发热性中性粒细胞减少症等毒性反应方面显著更低。因此，术后推荐优先考虑 AC→T 方案。而在临床实践中，对于部分患者，如年龄>60 岁、伴有较高心血管风险，或难以耐受强烈联合化疗的患者，可以考虑使用其他低毒性治疗方案，以降低不良反应的风险。

CALGB 9741 研究证实了剂量密集型（dose-dense）方案在乳腺癌辅助治疗中的有效性和安全性。研究结果表明，与常规每 3 周给药方案相比，剂量密集型每 2 周给药方案在无病生存率（DFS 率）和总体生存率（OS 率）方面有显著提高。具体来说，剂量密集型方案的 4 年 DFS 率为 82%，而常规方案为 75%；OS 率方面，剂量密集型方案也具有显著优势（$P=0.013$）。此外，剂量密集型方案在严重中性粒细胞减少的发生率上显著更低。因此，对于术后乳腺癌患者，优先考虑剂量密集型化疗方案。然而，在临床实践中，对于部分高龄患者或具有较高心血管风险的患者，应考虑采用其他低毒性的治疗方案，以降低不良反应的风险。

SYSUCC-001 研究证实了卡培他滨维持治疗在三阴性乳腺癌辅助治疗中的有效性和安全性。研究结果显示，与观察组相比，卡培他滨维持治疗显著提高了 5 年无病生存率（DFS 率）。具体而言，卡培他滨组的 5 年 DFS 率为 82.8%，而观察组为 73.0%（HR=0.64，95% CI 0.38～0.92；$P=0.03$）。此外，卡培他滨组的无远处疾病生存率也优于观察组（85.8% vs. 75.8%；$P=0.02$）。然而，两组在总体生存率（OS 率）方面差异未达到统计学显著性（$P=0.22$）。卡培他滨组患者的常见不良反应为手足综合征，但总体耐受性较好。因此，对于已完成标准辅助化疗的早期三阴性乳腺癌患者，建议优先考虑卡培他滨维持治疗，以进一步降低复发风险。

OlympiA 研究证实了奥拉帕利在辅助治疗中的有效性和安全性。研究结果表明，与安慰剂组相比，奥拉帕利组的 4 年无浸润性疾病生存率（iDFS 率）更高，为 82.7%，而安慰剂组为 75.4%（HR=0.63，95% CI 0.50～0.78）。此外，4 年无远处疾病生存率（DDFS 率）也显著提高，奥拉帕利组为 86.5%，而安慰剂组为 79.1%（HR=0.57，95% CI 0.48～0.77；$P<0.001$）。然而，在总生存率（OS 率）方面，奥拉帕利显著改善了胚系 *BRCA1/2* 致病突变 HER2 阴性早期乳腺癌患者的 OS（4 年 OS 率 90% vs. 86%）。因此，对于接受标准辅助化疗后处于高风险状态的 *BRCA1* 或 *BRCA2* 基因突变乳腺癌患者，建议在术后优先考虑采用奥拉帕利作为辅助治疗方案，以降低疾病复发或远处转移的风险。

CReate-X 研究证实了卡培他滨在辅助治疗中的有效性和安全性。研究结果表明，对于接受新辅助化疗后仍有残余侵袭性病灶的HER2阴性乳腺癌患者，卡培他滨组的5年无病生存率（DFS率）显著高于对照组（74.1% vs. 67.6%；HR＝0.70，95% CI 0.53～0.92；P＝0.01）。此外，卡培他滨组的5年总生存率（OS率）也优于对照组（89.2% vs. 83.6%；HR＝0.59，95% CI 0.39～0.90；P＝0.01）。对于三阴性乳腺癌患者，卡培他滨组的DFS率和OS率均有显著改善。因此，对于新辅助治疗后仍有残留病灶的HER2阴性乳腺癌患者，术后推荐考虑卡培他滨辅助治疗，以提高无病生存率和总生存率。

KEYNOTE-522研究证实了帕博利珠单抗联合化疗在三阴性乳腺癌新辅助和辅助治疗中的有效性和安全性。研究结果表明，与单用化疗相比，帕博利珠单抗组60个月的无事件生存率（EFS率）有显著提高，分别为81.2%和72.2%（HR＝0.65，95% CI 0.51～0.83；P＜0.001）。同时，在帕博利珠单抗组的患者中，共有159例（20.3%）发生不良事件或死亡，而安慰剂组为114例（29.2%），表明帕博利珠单抗显著降低了患者复发或死亡的风险。因此，对于早期三阴性乳腺癌患者，推荐优先考虑帕博利珠单抗联合化疗的新辅助和辅助治疗方案，以进一步提高无事件生存率。

综上所述，这些研究的远期疗效已公布了阳性结果，表明了辅助治疗在提升患者无病生存率和降低复发风险方面的重要作用。我们期待在更长时间的随访中，患者能够持续从这些治疗中获益，从而进一步改善乳腺癌患者的长期预后。

新疆医科大学附属肿瘤医院　赵　兵

参考文献

[1] Tutt A N J, Garber J E, Kaufman B, et al. Adjuvant Olaparib for Patients with BRCA1- or BRCA2-Mutated Breast Cancer [J]. N Engl J Med, 2021, 384 (25): 2394-2405.

[2] Wang X, Wang S S, Huang H, et al. Capecitabine maintenance therapy for patients with early triple-negative breast cancer after standard treatment (SYSUCC-001): a phase 3, randomised, open-label, multicentre trial [J]. Lancet Oncol, 2021, 22 (4): 477-486.

[3] Masuda N, Lee S J, Ohtani S, et al. Adjuvant Capecitabine for Breast Cancer after Preoperative Chemotherapy [J]. N Engl J Med, 2017, 376 (22): 2147-2159.

[4] Schmid P, Cortes J, Pusztai L, et al. Pembrolizumab for Early Triple-Negative Breast Cancer [J]. N Engl J Med, 2020, 382 (9): 810-821.

[5] Mackey J R, Pieńkowski T, Crown J, et al. Long-term outcomes after adjuvant treatment of sequential versus combination Docetaxel with Doxorubicin and Cyclophosphamide in node-positive breast cancer: BCIRG-005 randomized trial [J]. Ann Oncol, 2016, 27 (6): 1041-1047.

[6] Citron M L, Berry D A, Cirrincione C, et al. Randomized trial of dose-dense versus conven-

tionally scheduled and sequential versus concurrent combination chemotherapy as postoperative adjuvant treatment of node-positive primary breast cancer: CALGB 9741 [J]. J Clin Oncol, 2003, 21 (8): 1431-1439.

3.2.3 晚期解救治疗

3.2.3.1 晚期三阴性乳腺癌治疗策略

(1) 初诊Ⅳ期的 TNBC 以全身治疗为主，具体治疗方案应综合考虑生物标志物、肿瘤负荷、患者耐受性、循证医学证据和药物可获得性等因素。对于初诊Ⅳ期患者原发灶局部治疗的价值不明确，应谨慎选择。只有当系统治疗有效的情况下或局部存在明确疼痛及压迫症状时，才考虑姑息性局部治疗，进而巩固全身治疗效果或改善生活质量。

(2) 对于复发转移患者，应首先建议对复发或转移灶进行再次活检，尤其是孤立性病灶，以重新评估病理状态，包括 ER、PR、HER2、Ki-67、PD-L1 等，尽可能检测 *BRCA*、*PIK3CA*、*NTRK* 等基因突变情况以协助制定治疗方案。

(3) 建议根据生物标志物检测结果，尤其是 PD-L1 表达水平和胚系 *BRCA* (*gBRCA*) 突变情况选择治疗方案，多项临床研究显示出免疫治疗与化疗的联合治疗方案可提高 PD-L1 阳性三阴性晚期乳腺癌疗效，目前只有特瑞普利单抗在 PD-L1 阳性（CPS≥1 分）复发或转移性 TNBC 的一线治疗适应证在中国获批。PARP 抑制剂尚未在中国被批准用于晚期三阴性乳腺癌的治疗，因此在临床实践中仍需谨慎。

(4) 建议评估接受（新）辅助治疗结束到发生复发转移的时间，即无病间期 (disease free interval，DFI)。目前三阴性乳腺癌新辅助或辅助治疗方案仍以紫杉类和蒽环类药物化疗为主，对于 DFI<12 个月的 TNBC 患者，考虑为紫杉类（蒽环类）治疗失败，可根据既往治疗情况更换新的治疗药物；若 DFI≥12 个月，可考虑紫杉类药物的再使用。

(5) 化疗仍是目前晚期三阴性乳腺癌全身治疗中最重要的手段，包括单药化疗或联合化疗。与单药化疗相比，联合化疗通常有更高的客观缓解率和无疾病进展时间，但毒性更大且生存获益有限，因此建议对于需要迅速缓解症状、控制疾病进展且耐受性较好的患者优选联合化疗。对于肿瘤发展相对较慢、肿瘤负荷不大、耐受性较差的患者建议单药化疗。

(6) 一线治疗首选以紫杉类/蒽环类/铂类为基础的单药或联合方案，二线治疗可选择其他类别化疗药物或戈沙妥珠单抗、德曲妥珠单抗（HER2 低表达）。

(7) 维持治疗　维持治疗方案的选择需综合评估疗效、不良反应和生活质量。

联合化疗有效的情况下，可考虑 6～8 个周期后选择原先联合方案中的 1 个药物行单药维持，理想的单药维持药物应选择有效、低毒、便于长期使用的，如口服的化疗药物卡培他滨、长春瑞滨等。

（8）姑息治疗 ECOG 体力状态评分≥3 分，或连续 3 种化疗方案而无缓解时，建议考虑最佳支持治疗或参加临床研究。

（9）建议开展多学科会诊，尤其是对于合并严重基础疾病、发生严重不良反应或常规治疗无效的患者，以减少误诊、漏诊的风险，提高治疗的安全性和疗效。

3.2.3.2 解救治疗方案

（1）一线治疗

① PD-L1 阳性晚期三阴性乳腺癌：PD-1 单抗抑制剂＋化疗（如特瑞普利单抗或帕博利珠单抗），其中帕博利珠单抗尚未获得晚期三阴性乳腺癌这一适应证，临床实践需谨慎。

② *gBRCA* 基因突变晚期三阴性乳腺癌：以铂类为基础的化疗方案或 PARP 抑制剂，其中，OlympiAD 研究提示，PARP 抑制剂单药奥拉帕利可使 *gBRCA1/2* 基因突变且 HER2 阴性的晚期乳腺癌患者受益，但奥拉帕利暂未在中国获批相关适应证。

③ PD-L1 阴性且 *gBRCA* 野生型或未知靶点状态：以蒽环/紫杉类/铂类为基础的单药或联合化疗方案。

（2）二线治疗 戈沙妥珠单抗、芦康沙妥珠单抗可作为转移性三阴性乳腺癌患者二线治疗优选方案，德曲妥珠单抗可作为 HER2 低表达患者二线治疗可选方案。

（3）三线治疗 其他单药或联合化疗方案（包括艾立布林、优替德隆、卡培他滨、长春瑞滨、吉西他滨等）可作为后线治疗可选方案。针对三阴性乳腺癌特异性靶向治疗的药物与方案尚处于探索阶段，如 PI3K/AKT/mTOR、雄激素受体、NTRK 融合、FGFR、PALB2 等。此外，小分子血管内皮生长因子抗体、靶向 HER2 的抗体药物偶联物（antibody-drug conjugate，ADC）药物等诸多药物方案正在探索研发中。

3.2.3.3 具体方案的疗效及安全性

• **特瑞普利单抗联合紫杉醇**（白蛋白结合型）（TORCHLIGHT 研究——中国多中心、随机、双盲、Ⅲ期临床试验）[1]

—特瑞普利单抗：240mg，d1，每 3 周；

—紫杉醇（白蛋白结合型）：125mg/m^2，d1、d8，每 3 周。

适用人群

入组了全国 54 个中心的 531 例患者，均组织学确诊为 TNBC，既往未经治疗或既往接受过不超过 1 种全身化疗方案的Ⅳ期或无法手术的局部晚期 TNBC（若既往接受过紫杉醇辅助/新辅助治疗且无病生存期≥12 个月的可纳入），至少有 1 个可测量病灶，ECOG PS 评分为 0 分或 1 分，器官功能正常（入组时间：2018 年 12 月 25 日至 2022 年 11 月 30 日）。

疗效

531 例患者随机分配到 2 个治疗组：353 例接受特瑞普利单抗联合紫杉醇（白蛋白结合型）治疗，178 例接受安慰剂＋紫杉醇（白蛋白结合型）治疗。特瑞普利单抗联合紫杉醇（白蛋白结合型）较安慰剂＋紫杉醇（白蛋白结合型）可显著改善 PD-L1 阳性（CPS≥1 分）人群的 PFS（分别为 8.4 个月和 5.6 个月；HR＝0.65，95% CI 0.470～0.906，*P*＝0.0102）和 OS（分别为 32.8 个月和 19.5 个月；HR＝0.62，95% CI 0.414～0.914，*P*＝0.0148）。

安全性

特瑞普利单抗＋紫杉醇（白蛋白结合型）常见不良反应发生率

不良反应	所有级别	≥3 级
白细胞减少	72.8%	25.2%
中性粒细胞减少	67.7%	26.3%
贫血	60.9%	4.0%
淋巴细胞减少	13.0%	3.1%
血小板减少	9.9%	0.6%
AST 升高	45.6%	6.5%
ALT 升高	44.8%	5.9%
δ-谷氨酰转移酶升高	15.6%	2.8%
血清胆红素升高	13.3%	0
血清碱性磷酸酶升高	13.0%	0.3%
体重下降	11.3%	0.8%
血乳酸脱氢酶升高	10.8%	0.3%
脱发	67.4%	0
皮疹	22.1%	2.0%
高甘油三酯血症	25.8%	1.7%
食欲下降	21.0%	0.8%
高尿酸血症	14.7%	0

续表

不良反应	所有级别	≥3 级
低白蛋白血症	14.7%	0
低钾血症	13.9%	2.3%
高血糖症	12.7%	0.3%
高胆固醇血症	12.5%	0.3%
低钠血症	10.2%	0.6%
无力	31.4%	4.2%
发热	17.0%	0
外周水肿	14.4%	0.3%
恶心	26.6%	1.1%
便秘	21.2%	0
呕吐	19.5%	0.8%
腹泻	14.2%	1.1%
感觉减退	21.2%	4.5%
神经毒性	13.0%	4.2%
失眠	8.8%	0.3%
泌尿道感染	15.9%	1.1%
甲状腺功能减退症	19.0%	0
咳嗽	10.2%	0

• **帕博利珠单抗联合化疗**（KEYNOTE-355 研究——国际多中心、随机、双盲、安慰剂对照、Ⅲ期临床试验）[2,3]

—帕博利珠单抗：200mg，每 3 周 1 次；

—紫杉醇（白蛋白结合型）100mg/m^2，d1、d8、d15，每 4 周；或紫杉醇 90mg/m^2，d1、d8、d15，每 4 周；或吉西他滨＋卡铂：吉西他滨 1000mg/m^2，d1、d8，卡铂 AUC＝2、d1、d8，每 3 周。

适用人群

入组了全球 209 个中心的 847 例患者，均为既往未经过治疗的局部复发不可手术或转移性三阴性乳腺癌，距离首次复发治疗完成时间≥6 个月，ECOG 评分 0～1 分，无活动性的中枢神经系统转移（入组时间：2017 年 1 月 9 日至 2018 年 6 月 12 日）。

疗效

847 例患者随机分配到 2 个治疗组：566 例接受帕博利珠单抗＋化疗，281 例接受安慰剂＋化疗。帕博利珠单抗联合化疗较安慰剂联合化疗可显著改善 PD-L1 CPS≥10 分的患者的 PFS（分别为 9.7 个月和 5.6 个月，HR＝0.65，95% *CI*

0.49～0.86，$P=0.0012$）和 OS（分别为 23.0 个月和 16.1 个月，HR=0.73，95% CI 0.55～0.95，双侧 $P=0.0185$）。

安全性

帕博利珠单抗+化疗常见不良反应发生率

不良事件	任何级别	3 级及以上
任何不良事件	98.6%	77.9%
与治疗相关的不良事件		
总计	96.3%	68.1%
贫血	49.1%	16.5%
中性粒细胞减少	41.1%	29.7%
恶心	39.3%	1.6%
脱发	33.1%	0.9%
疲劳	28.6%	2.8%
中性粒细胞计数减少	22.4%	17.4%
丙氨酸氨基转移酶升高	20.5%	6.0%
免疫介导的不良事件		
总计	26.5%	5.3%
甲状腺功能减退症	15.8%	0.4%
甲状腺功能亢进症	4.3%	0.2%
肺炎	2.5%	1.1%
结肠炎	1.8%	0.4%
严重皮肤反应	1.8%	1.8%

注：帕博利珠单抗+化疗组的入组人数为 566 例，实际接受了治疗的为 562 人，计入不良事件的病例数为 554 人。

• **奥拉帕利**（OlympiAD 研究——国际多中心、随机、开放标签、Ⅲ期临床研究）[4,5]

—奥拉帕利：300mg，口服，每日 2 次。

适用人群

入组了 302 例患者，均为年龄≥18 岁、胚系 *BRCA* 突变且 HER2 阴性（三阴性或激素受体阳性）的转移乳腺癌患者，既往接受过不多于 2 种的治疗方案，接受过新辅助治疗、辅助治疗或转移性疾病治疗方案（包括蒽环类和紫杉类药物），激素受体阳性乳腺癌患者需接受过至少 1 种内分泌治疗，并在治疗期间出现疾病进展；如果既往接受过铂类药物治疗，需满足以下条件之一：新辅助或辅助治疗中使用铂类药物，且最后一次给药至疾病进展超过 12 个月或转移性疾病治疗中使用铂类药物，且治疗期间无疾病进展的证据（入组时间：2014 年 4 月 7 日至 2015 年 11 月 27 日）。

疗效

302例患者随机分配到2个治疗组：205例接受奥拉帕利治疗，97例接受标准治疗。奥拉帕利较医师选择的标准单药化疗可显著延长患者的PFS（分别为7.0个月和4.2个月，HR=0.58，95% CI 0.43～0.80，P<0.001)；在整体治疗人群中未显示总生存获益（OS分别为19.3个月和17.1个月，HR=0.90，95% CI 0.66～1.23，P=0.513)，但对于未接受化疗的患者，奥拉帕利治疗可显著改善OS（分别为22.6个月和14.7个月，HR=0.51，95% CI 0.33～0.95，P=0.02)。

安全性

奥拉帕利常见不良反应发生率

不良反应	所有级别	≥3级
贫血	40.0%	16.1%
中性粒细胞减少	27.3%	9.3%
白细胞减少	16.1%	3.4%
恶心	58.0%	0
呕吐	29.8%	0
腹泻	20.5%	0.5%
食欲下降	16.1%	0
疲劳	28.8%	2.9%
头痛	20.0%	1.0%
发热	14.1%	0
咳嗽	17.1%	0
ALT升高	11.2%	1.5%
AST升高	9.3%	2.4%
手足综合征	0.5%	0
因不良事件减量	25.4%	不适用

- **戈沙妥珠单抗**（ASCENT研究——一项国际、多中心、随机、对照Ⅲ期临床试验）[6,7]

—戈沙妥珠单抗：10mg/kg，d1、d8，每3周。

适用人群

入组了468例患者，均为既往至少接受过2种系统性治疗、难治或复发的局部晚期或转移性TNBC患者，既往接受过紫杉类药物化疗（入组时间：2017年11月至 2019 年 9 月）。

疗效

468 例患者随机分配到 2 个治疗组：235 例接受戈沙妥珠单抗治疗，233 例接受单药化疗。戈沙妥珠单抗治疗较单药化疗可显著延长 PFS（分别为 4.8 个月和 1.7 个月，HR＝0.41，95％ CI 0.33～0.52）和 OS（分别为 11.8 个月和 6.9 个月，HR＝0.51，95％ CI 0.42～0.63）。

安全性

戈沙妥珠单抗常见不良反应

	任何级别/n（％）	3 级/n（％）	4 级/n（％）
任何不良事件	252（98％）	117（45％）	48（19％）
血液学事件			
中性粒细胞减少	163（63％）	88（34％）	44（17％）
贫血	89（34％）	20（8％）	0
白细胞减少	41（16％）	23（9％）	3（1％）
血小板减少	14（5％）	2（1％）	2（1％）
发热性中性粒细胞减少症	15（6％）	12（5％）	3（1％）
胃肠道事件			
腹泻	153（59％）	27（10％）	0
恶心	147（57％）	6（2％）	1（＜1％）
呕吐	75（29％）	2（1％）	1（＜1％）
便秘	44（17％）	0	0
腹痛	29（11％）	3（1％）	0
全身性疾病和给药部位情况			
疲劳	115（45％）	8（3％）	0
无力	31（12％）	2（1％）	0
皮肤和皮下组织疾病：脱发	119（46％）	0	0
新陈代谢和营养性疾病：食欲下降	51（20％）	4（2％）	0
神经系统疾病	64（25％）	1（＜1％）	0
呼吸、胸部和纵隔疾病	41（16％）	5（2％）	0

续表

	任何级别/n(%)	3 级/n(%)	4 级/n(%)
肌肉骨骼和结缔组织疾病	32（12%）	0	0
感染和寄生虫感染	30（12%）	6（2%）	1（<1%）

- **芦康沙妥珠单抗**（OptiTROP-Breast01 研究——中国多中心、随机对照、开放标签的Ⅲ期临床研究）[8]

—芦康沙妥珠单抗：5 mg/kg，每 2 周。

适用人群

入组 263 例患者，均为不可切除、局部晚期或转移性乳腺癌，既往接受过 2 种及以上化疗方案，在任何阶段接受过紫杉类药物治疗。

疗效

263 例患者随机分配到 2 个治疗组：130 例接受芦康沙妥珠单抗治疗，133 例接受单药化疗。芦康沙妥珠单抗较医生选择的化疗可以明显改善患者的 PFS（分别为 6.7 个月和 2.5 个月，HR＝0.32，95% CI 0.22～0.44，P＜0.00001）和 OS（分别为 NR 和 9.4 个月，HR＝0.53，95% CI 0.36～0.78，P＝0.0005）。

安全性

芦康沙妥珠单抗常见不良反应发生率

不良反应	所有级别	3 级及以上
贫血	80%	29.2%
中性粒细胞减少	74%	34.6%
白细胞减少	74%	25%
口腔黏膜炎	44%	9%
血小板减少	41%	12%
恶心	35%	0
皮疹	31%	4%
ALT 升高	25%	1%
AST 升高	18%	2%

- **德曲妥珠单抗**（DESTINY-Breast04 研究——国际开放标签、随机对照、Ⅲ期临床研究）[9]

—德曲妥珠单抗：5.4mg/kg，d1，每 3 周。

适用人群

入组的全球557例患者，均为既往接受过1线或2线化疗的HR+或HR−、HER2低表达的不可切除和/或转移性乳腺癌（MBC）患者。其中，HR−、HER2低表达（即三阴亚型）乳腺癌患者的样本量仅63例（入组时间：2018年12月27日至2021年12月31日）。

疗效

557例患者随机（2∶1）分配至两个治疗组：373例接受T-DXd治疗（5.4 mg/kg IV q3w），184例接受医生选择的化疗（TPC：卡培他滨、艾立布林、吉西他滨、紫杉醇或白蛋白紫杉醇）。针对全体人群，T-DXd较TPC可改善患者的PFS（分别为9.9个月和5.1个月，HR＝0.50，95% CI 0.40～0.63）和OS（分别为23.4个月和16.8个月，HR＝0.64，95% CI 0.49～0.84）。针对三阴亚型乳腺癌，63例患者随机（2∶1）分配至两个治疗组：42例接受T-DXd治疗，21例接受TPC治疗，前者可以改善患者的PFS（分别为8.5个月和2.9个月，HR＝0.46，95% CI 0.24～0.89）和OS（分别为18.2个月和8.3个月，HR＝0.48，95% CI 0.24～0.95）。

安全性

德曲妥珠单抗常见不良反应

不良反应	所有级别/n(%)	3级及以上/n(%)
中性粒细胞减少	123（33.2%）	51（13.7%）
贫血	123（33.2%）	30（8.1%）
血小板减少	88（23.7%）	19（5.1%）
白细胞减少	86（23.2%）	24（6.5%）
恶心	271（73.0%）	17（4.6%）
呕吐	126（34.0%）	5（1.3%）
腹泻	83（22.4%）	4（1.1%）
便秘	79（21.3%）	0
氨基转移酶升高	87（23.5%）	12（3.2%）
疲劳	177（47.7%）	28（7.5%）
食欲下降	106（28.6%）	9（2.4%）
脱发	140（37.7%）	0

三阴乳腺癌晚期解救治疗代表性临床研究汇总

研究简称	治疗线数	研究分期	发表时间	地区	人数	分组	PFS/月	HR值（95% CI）	OS/月	HR值（95% CI）	≥3级中性粒细胞减少	≥3级贫血	≥3级恶心
TORCH-LIGHT[1]	一线	Ⅲ	2024年	中国	353	特瑞普利单抗＋紫杉醇(白蛋白结合型)	8.4	0.65（0.470～0.906）	32.8	0.62（0.414～0.914）	26.3%	4.0%	1.1%
					178	安慰剂＋紫杉醇(白蛋白结合型)	5.6		19.5		28.6%	2.9%	0.6%
KEYNOTE-355[2,3]	一线	Ⅲ	2020年和2022年	全球	566	帕博利珠单抗＋化疗	ITT:7.5 CPS≥10:9.7; CPS≥1:7.6	ITT： 0.82（0.69～0.97） CPS≥10： 0.65（0.49～0.86） CPS≥1： 0.74（0.61～0.90）	ITT:17.2 CPS≥10:23.0 CPS≥1:17.6	ITT： 0.89（0.76～1.05） CPS≥10： 0.73（0.55～0.95） CPS≥1： 0.86（0.72～1.04）	29.7%	16.5%	1.6%
					281	安慰剂＋化疗	ITT:5.6 CPS≥10:5.6; CPS≥1:5.6		ITT:15.5 CPS≥10:16.1 CPS≥1:16.0		29.9%	14.6%	1.4%
Olympi-AD[4,5]	二线或三线	Ⅲ	2017年和2019年	全球	205	奥拉帕利	7.0	0.58（0.43～0.80）	19.3	0.90（0.66～1.23）	9.3%	16.1%	0
					97	单药化疗（卡培他滨/艾立布林/长春瑞滨）	4.2		17.1		26.4%	4.4%	1.1%

续表

研究简称	治疗线数	研究分期	发表时间	地区	人数	分组	PFS/月	HR值（95% CI）	OS/月	HR值（95% CI）	≥3级中性粒细胞减少	≥3级贫血	≥3级恶心
ASCENT[6,7]	>二线	Ⅲ	2021年和2024年	全球	235	戈沙妥珠单抗	4.3	0.41（0.33～0.52）	11.8	0.51（0.42～0.63）	51%	8%	2.7%
					233	单药化疗（艾立布林/长春瑞滨/卡培他滨/吉西他滨）	1.7		6.9		33%	5%	<1%
OptiTROP-Breast01[8]	>二线	Ⅲ	2024年	中国	130	芦康沙妥珠单抗	6.7	0.32（0.22～0.44）	NR	0.53（0.36～0.78）	34.6%	29.2%	0
					133	单药化疗（艾立布林/长春瑞滨/卡培他滨/吉西他滨）	2.5		9.4		47.0%	6.1%	0
DESTINY-Breast04[9]	≥二线	Ⅲ	2022年	全球	373	德曲妥珠单抗	所有患者:9.9 TNBC:8.5	所有患者：0.50（0.40～0.63） TNBC：0.46（0.24～0.89）	所有患者:23.4 TNBC:18.2	所有患者:0.64（0.49～0.84） TNBC:0.48（0.24～0.95）	13.7%	8.1%	4.6%
					184	单药化疗（艾立布林/卡培他滨/吉西他滨/紫杉醇/白蛋白紫杉醇）	所有患者:5.1 TNBC:2.9		所有患者:16.8 TNBC:8.3		40.7%	4.7%	0

专家点评

三阴性乳腺癌因其免疫原性特征，如肿瘤突变负荷高、肿瘤浸润T细胞水平高以及PD-L1 mRNA表达高等特点，被认为是免疫治疗的潜在获益人群。KEYNOTE-355研究证实，帕博利珠单抗联合化疗在一线治疗中对CPS≥10的三阴性乳腺癌患者具有显著疗效。在此基础上，TORCHLIGHT研究进一步拓展了免疫治疗的获益人群，将特瑞普利单抗联合白蛋白紫杉醇的获益范围扩大至CPS≥1的患者，且在中国人群中耐受性良好，未显著增加不良反应。

OlympiAD研究作为首个将PARP抑制剂用于*BRCA*基因突变晚期转移性乳腺癌患者的Ⅲ期临床研究，虽然两组患者的总生存期（OS）在统计学上无显著差异，但风险比（HR）更倾向于奥拉帕利组。特别是在一线治疗的患者中，奥拉帕利组的中位总生存期显著长于医生选择的治疗方案（treatment of physician's choice，TPC）组。这些结果表明，奥拉帕利可能为HER2阴性、*BRCA1/2*胚系突变的转移性乳腺癌患者带来长期生存益处，尤其是在一线治疗中。

在ADC药物领域，戈沙妥珠单抗作为首个抗TROP-2的ADC药物，在ASCENT研究中展现了显著的疗效和可控的安全性。戈沙妥珠单抗显著延长了患者的PFS，无论Trop-2表达水平如何，均能改善患者的PFS和OS。此外，OptiTROP-Breast01研究作为中国首个国产创新抗TROP-2的ADC药物芦康沙妥珠单抗的Ⅲ期临床试验，结果显示该药物显著延长了TNBC患者的PFS（6.7个月 vs. 2.5个月），且疗效不受TROP-2表达水平的影响，其良好的安全性也使其有望成为TNBC二线治疗的新标准。

另一方面，DESTINY-Breast04研究是针对HER2低表达乳腺癌患者的首个Ⅲ期临床试验，证实德曲妥珠单抗治疗可带来PFS和OS的显著获益。然而，由于该研究中三阴性乳腺癌样本量较小，且未将HR阴性/HER2低表达亚组患者的获益设为研究终点，其临床参考价值受到一定限制。尽管如此，该研究仍为HER2低表达乳腺癌的治疗提供了新的思路，未来期待更多专门针对三阴性乳腺癌的大规模研究。

综上所述，近年来三阴性乳腺癌在免疫治疗、PARP抑制剂以及ADC药物等治疗方面取得了显著进展。这些研究不仅为患者带来了更多的治疗选择，也为未来的研究和临床实践提供了重要的参考。

华中科技大学同济医学院附属协和医院　姚静

参考文献

[1] Jiang Z, Ouyang Q, Sun T, et al. Toripalimab plus nab-paclitaxel in metastatic or recurrent

triple-negative breast cancer: a randomized phase 3 trial [J] . Nat Med, 2024, 30 (1): 249-256.

[2] Cortes J, Cescon D W, Rugo H S, et al. Pembrolizumab plus chemotherapy versus Placebo plus chemotherapy for previously untreated locally recurrent inoperable or metastatic triple-negative breast cancer (KEYNOTE-355): a randomised, placebo-controlled, double-blind, phase 3 clinical trial [J] . Lancet, 2020, 396 (10265): 1817-1828.

[3] Cortes J, Rugo H S, Cescon D W, et al. Pembrolizumab plus chemotherapy in Advanced Triple-Negative Breast Cancer [J] . N Engl J Med, 2022, 387 (3): 217-226.

[4] Robson M, Im S A, Senkus E, et al. Olaparib for Metastatic Breast Cancer in Patients with a Germline BRCA Mutation [J] . N Engl J Med, 2017, 377 (6): 523-533.

[5] Robson M E, Tung N, Conte P, et al. OlympiAD final overall survival and tolerability results: Olaparib versus chemotherapy treatment of physician's choice in patients with a germline BRCA mutation and HER2-negative metastatic breast cancer [J] . Ann Oncol, 2019, 30 (4): 558-566.

[6] Bardia A, Hurvitz S A, Tolaney S M, et al. Sacituzumab Govitecan in Metastatic Triple-Negative Breast Cancer [J] . N Engl J Med, 2021, 384 (16): 1529-1541.

[7] Bardia A, Rugo H S, Tolaney S M, et al. Final Results From the Randomized Phase Ⅲ ASCENT Clinical Trial in Metastatic Triple-Negative Breast Cancer and Association of Outcomes by Human Epidermal Growth Factor Receptor 2 and Trophoblast Cell Surface Antigen 2 Expression [J] . J Clin Oncol, 2024, 42 (15): 1738-1744.

[8] Yongmei Yin, Ying Fan, Quchang Ouyang, et al. Sacituzumab tirumotecan in previously treated metastatic triple-negative breast cancer: a randomized phase 3 trial [J] . Nat Med, 2025, 31 (6): 1969-1975.

[9] Modi S, Jacot W, Yamashita T, et al. Trastuzumab Deruxtecan in Previously Treated HER2-Low Advanced Breast Cancer [J] . N Engl J Med, 2022, 387 (1): 9-20.

3.3 激素受体阳性/HER2阴性乳腺癌

3.3.1 新辅助治疗

3.3.1.1 新辅助化疗方案

针对局部晚期和未达保乳条件或保留腋窝条件的激素受体阳性（HR+）/HER2阴性（HER2－）早期乳腺癌患者，可行术前新辅助治疗，目的是降期、保乳并改善患者长期生存。NSABP B-27研究结果表明，术前在AC（多柔比星+环磷酰胺）基础上加用T（多西他赛）进行新辅助化疗，可以使患者pCR（病理学完全缓解）率从12.9%提高到26.1%；对比术前AC术后T的治疗方案，术前AC序贯T的治疗方案可以使患者pCR率从14.4%提高到26.1%[1]。对于HR+/HER2－高复发风险的乳腺癌患者，多个指南均推荐应首选新辅助化疗方案，优先推荐蒽环类序贯紫杉类的化疗方案（AC-T），也可考虑剂量密集型化疗方案。

此外，新辅助化疗联合免疫治疗，可以给HR+/HER2－早期乳腺癌患者带来pCR的获益。KEYNOTE-756研究证明，帕博利珠单抗+化疗对比安慰剂联合化疗，pCR率为24.3% vs. 15.6%[2]。CheckMate 7FL也证实了类似的pCR获益，新辅助纳武利尤单抗加化疗的pCR率与对照组相比显著提高（24.5% vs. 13.8%），并且纳武利尤单抗在PD-L1（细胞程序性死亡-配体1）表达阳性患者中的获益更大（44.3% vs. 20.2%）[3]。未来期待这两项研究公布更长期的获益结果。

注：T—紫杉类，包括多西他赛、白蛋白紫杉醇、紫杉醇；A—蒽环类，包括表柔比星、吡柔比星、多柔比星；C—环磷酰胺。

3.3.1.2 新辅助内分泌治疗方案

对需要术前新辅助治疗而又不适合化疗、暂时不适合手术或无须即刻手术，以及新辅助化疗不敏感的激素依赖型乳腺癌患者，可考虑新辅助内分泌治疗。多个研究证明，对于绝经后患者，使用AI（芳香化酶抑制剂）进行新辅助内分泌治疗，ORR（客观缓解率）和BCS（保乳手术率）优于他莫昔芬；当绝经前患者有化疗禁忌，或新辅助化疗疗效欠佳、不良反应不能耐受，可使用OFS（卵巢功能抑制剂）联合AI进行新辅助内分泌治疗。新辅助内分泌治疗的最佳持续时间尚不清楚，应仔细评估患者的肿瘤状态和随着时间推移的治疗反应来确定个体化的给药时间。目前，多项研究探索了新辅助内分泌治疗联合 CDK4/6 抑制剂的疗效，结果显示，新辅助内分泌治疗联合 CDK4/6 抑制剂可抑制 Ki-67 活性。尚不清楚添加 CDK4/6 抑制剂是否能转化为临床获益，因此现有证据不支持常规推荐新辅助内分泌治疗联合 CDK4/6 抑制剂的治疗方案。

注：AI—芳香化酶抑制剂，包括来曲唑、阿那曲唑、依西美坦；OFS—卵巢功能抑制剂；ORR—客观缓解率；BCS—保乳手术率。

3.3.1.3 具体方案的疗效及安全性

- **AC-T**（NSABP B-27 研究——国际多中心、随机、开放标签、Ⅲ期研究）[i]

每 3 周为 1 个周期，用药 4～8 个周期。

—多柔比星：60mg/m^2，d1，每 3 周；

—环磷酰胺：600mg/m^2，d1，每 3 周。

序贯：

—多西他赛：100 mg/m^2，d1，每 3 周。

适用人群

入组了 2411 例、可手术、临床分期 T1c～3N0～1M0 或 T1～3N1M0 的乳腺癌患者（入组时间：1995 年 12 月至 2000 年 12 月）。

疗效

根据入组时的年龄（≤49 岁、50～59 岁、≥60 岁）、临床肿瘤大小（≤2.0cm、2.1～5.0cm 或≥5.1 cm）和临床淋巴结状态（阴性或阳性），将 2411 例患者均衡分配至 3 个治疗组，分别接受：①术前 4 周期 AC（AC 组，804 例）；②术前 4 周期 AC 序贯 4 周期 T（AC-T 组，805 例）；③术前 4 周期 AC-术后 4 周期 T（AC-手术-T 组，802 例）。结果显示，对比术前 4 周期 AC 的治疗方案，术前 4 周期 AC 序贯 4 周期 T 的新辅助化疗，可以使患者 pCR 率从 12.9%提高到 26.1%；对比术前 4 周期 AC-术后 4 周期 T 的治疗方案，术前 4 周期 AC 序贯 4 周期 T 可以使患者 pCR 率从 14.4%提高到 26.1%。AC-T 组 DFS（无病生存期）有改善的趋势，局部复发率降低，但未显著影响 DFS 及 OS（总生存）。

安全性

新辅助治疗不良反应发生率

不良反应(≥3 级)	AC 组	包含 T 组
总体毒性(3 级)/%	13.0	15.5
粒细胞减少症/%	5.0	1.8

续表

不良反应(≥3 级)	AC 组	包含 T 组
恶心/%	4.2	1.0
呕吐/%	3.4	0.5
脱发/%	57.9	45.0
感染/%	1.8	6.2
口腔黏膜炎/%	1.3	2.2
感觉神经损伤/%	<0.1	2.3
运动神经损伤/%	0.2	2.2

• **阿那曲唑**（PROACT 研究——随机、双盲、双模拟、多中心、Ⅲ期研究）[4]

术前服用阿那曲唑 3 个月，术后服用阿那曲唑内分泌治疗 5 年。

—阿那曲唑：1mg，口服，3 个月。

适用人群

入组了全球 81 个中心 451 例 HR+绝经后、根据研究者判断新辅助治疗后可手术、局部晚期、$T \geqslant 3$cm 的乳腺癌女性（入组时间：2000 年 8 月至 2002 年 9 月）。

疗效

451 例患者按 1∶1 随机接受 3 个月每日剂量阿那曲唑 1mg（228 例）或他莫昔芬 20mg（223 例）治疗。经评估，基线时 386 例患者可行乳房切除术或不能手术（阿那曲唑组 202 例、他莫昔芬组 184 例）。阿那曲唑组和他莫昔芬组的 ORR 分别为 39.5%和 35.4%（超声测量）、50.0%和 46.2%（卡尺测量）。在仅接受内分泌治疗的患者（$n=314$）中，治疗 3 个月后，阿那曲唑组中有 43.0%的患者可行手术治疗，而他莫昔芬治疗组中仅 30.8%的患者可行手术治疗（$P=0.04$）。意向性治疗人群（intent-to-treat population，ITT）人群中，3 个月实际手术的比率，阿那曲唑组高于他莫昔芬组（38.1% vs. 29.9%，$P=0.11$），但未达到显著性差异。

安全性

术前阶段发生率> 3%的不良事件

不良反应	阿那曲唑组	他莫昔芬组
恶心	20.6%	17.2%
脱发	15.4%	19.9%
潮热	8.3%	7.2%
呕吐	5.3%	7.2%
头痛	6.6%	4.5%
失眠	3.9%	5.0%
疲劳	2.2%	6.3%
中性粒细胞减少	3.5%	5.0%

续表

不良反应	阿那曲唑组	他莫昔芬组
焦虑	2.6%	4.5%
便秘	2.2%	5.0%
白细胞减少	2.6%	4.5%
贫血	2.2%	4.5%
腹泻	3.5%	2.7%

注：他莫昔芬组随机分配了 223 例患者，但安全性分析时仅纳入 221 例，主要原因是其中 2 例患者未实际接受治疗，原因可能为患者撤回知情同意或因合并症退出等。

• **来曲唑**（P024 研究——随机、双盲、对照、多中心、Ⅲ期研究）[5]

术前服用来曲唑 4 个月。

— 来曲唑：2.5mg，口服，4 个月。

适用人群

入组了全球 55 个中心 337 例 HR+（≥10%）、绝经后、无法手术或不适合保乳手术、临床分期 T2～4c N0～2M0 期、T>3cm 的乳腺癌患者（入组时间：1998 年 3 月至 1999 年 8 月）。

疗效

154 名患者接受 4 个月来曲唑治疗，170 名患者接受 4 个月他莫昔芬治疗（337 例入组患者，但最终 324 例接受治疗）。来曲唑组和他莫昔芬组不可手术的肿瘤患者比例相似（分别为 13%和 14%）。来曲唑组和他莫昔芬组的 ORR 分别为 55%和 36%（P<0.001），接受保乳手术的来曲唑治疗患者比率明显更高（45% vs. 35%；P=0.022）。

安全性

来曲唑组和他莫昔芬组之间没有重大的耐受性差异，每组中有 57%的患者观察到相似的不良反应。最常见的治疗相关不良事件为潮热，来曲唑组 20%、他莫昔芬组 24%。

• **依西美坦、来曲唑、阿那曲唑**（ACOSOG Z1031 研究——随机、双盲、对照、多中心、Ⅱ期研究）[6]

术前服用依西美坦、来曲唑、阿那曲唑 16～18 周。

—依西美坦：25mg，16～18 周；或

—来曲唑：2.5mg，16～18 周；或

—阿那曲唑：1mg，16～18 周。

适用人群

入组了 377 例 ER+（Allred 评分为 6～8）、绝经后、临床分期为 T2～4cN0～3M0、T>2cm 的乳腺癌女性患者（入组时间：2006 年 1 月至 2009 年 1 月）。

HR 阳性乳腺癌新辅助化疗及新辅助内分泌治疗代表性临床研究汇总

研究简称	研究分期	发表时间	研究人群	人数		分组	治疗时长	ORR	*P* 值	BCS	*P* 值
NSABP B-27[1]	Ⅲ	2006 年	T1c～3N0～1M0 或 T1～3N1M0 可手术的乳腺癌患者	2411	804	术前 4 周期 AC	3 个月	12.9%（pCR 率）	<0.001	67.7%（DFS 率）	
					805	术前 4 周期 AC-4 周期 T	6 个月	26.1%（pCR 率）		71.1%（DFS 率）	0.22
					802	术前 4 周期 AC-术后 4 周期 T	6 个月	14.4%（pCR 率）		70.0%（DFS 率）	0.24
PROACT[4]	Ⅲ	2006 年	绝经后 HR＋乳腺癌患者	451	228	阿那曲唑	3 个月	39.5%	0.29	—	—
					223	他莫昔芬		35.4%		—	
IMPACT[7]	Ⅲ	2005 年	绝经后 ER＋乳腺癌患者	330	113	阿那曲唑	3 个月	37%	—	44%	—
					108	他莫昔芬		36%	0.87	31%	0.23
					109	他莫昔芬＋阿那曲唑		39%	0.61	24%	不显著
P024[5]	Ⅱb-Ⅲ	2007 年	绝经后 HR＋(≥10%)乳腺癌患者	337	154	来曲唑	4 个月	55%	<0.001	45%	0.022
					170	他莫昔芬		36%		35%	
ACOSOG Z1031[6]	Ⅱ	2011 年	绝经后 ER＋乳腺癌患者	377	124	依西美坦	4～4.5 个月	62.9%（cRR）	—	45.2%	—
					128	来曲唑		74.8%（cRR）		40%	
					125	阿那曲唑		69.1%（cRR）		48.7%	

HR 阳性乳腺癌新辅助治疗其他研究汇总表

研究简称	研究分期	发表时间	研究人群	人数		分组	治疗时长	研究结果
TEAM IIA[8]	Ⅱ	2007 年	绝经后 ER 强阳性（≥50%）乳腺癌患者	102		依西美坦	3 个月	6 个月治疗相较 3 个月 ORR 有提升（68.3% vs. 58.7%）；乳房保留手术（BCS）也有所提高（70.6% vs. 61.8%）
							6 个月	
STAGE[9]	Ⅲ	2011 年	绝经前 ER＋乳腺癌患者	197	98	阿那曲唑＋戈舍瑞林	6 个月	阿那曲唑＋戈舍瑞林治疗相较他莫昔芬＋戈舍瑞林 ORR 显著提升（70.4% vs. 50.5%，$P=0.004$）；BCS 也有所提升（86% vs. 68%）
					99	他莫昔芬＋戈舍瑞林		
neoMONARCH[10]	Ⅱ	2014 年	HR＋/HER2－早期（Ⅰ/Ⅱ/ⅡA/ⅢB）绝经后的乳腺癌患者	224	74	阿贝西利＋阿那曲唑	16 周	阿贝西利＋阿那曲唑治疗相较阿那曲唑 Ki-67 降低更多（92.86% vs. 62.78%，$P<0.001$）
					76	阿贝西利		
					74	阿那曲唑		
PALLET[11]	Ⅱ	2012 年	早期、ER＋/HER2－绝经后、$T\geqslant 2$cm 的乳腺癌患者	292	88	来曲唑	14 周	哌柏西利＋来曲唑治疗相较来曲唑单药未能提高临床缓解率（54.4% vs. 49.5%，$P=0.2$）；哌柏西利＋来曲唑治疗相较来曲唑单药，Ki-67 中位对数变化更大（－4.1 vs. －2.2，$P<0.001$）
					68	来曲唑→哌柏西利＋来曲唑		
					69	哌柏西利→哌柏西利＋来曲唑		
					67	哌柏西利＋来曲唑		

续表

研究简称	研究分期	发表时间	研究人群	人数		分组	治疗时长	研究结果
NeoPAL[12]	Ⅱ	2020年	ER+/HER2−、Ⅱ～Ⅲ期淋巴结阳性、不适合保乳手术的乳腺癌患者	106	53	哌柏西利+来曲唑	19周	哌柏西利+来曲唑组RCB 0-1比例为7.7%，未达到20%的预设终点，化疗组为15.7%；两组pCR率分别为3.8%和5.9%，PEPI评分为0的比例分别为17.6%和8%
					53	化疗		
FELINE[13]	Ⅱ	2019年	ER+(>66%)、HER2−、绝经后、Ⅱ/Ⅲ期、T>2cm的乳腺癌患者	120	38	来曲唑	24周	瑞波西利+来曲唑治疗相较来曲唑单药，未能增加手术时PEPI评分为0的患者比例(25.4% vs. 25.8%，P=0.96)
					41	瑞波西利间歇治疗+来曲唑		
					41	瑞波西利连续治疗+来曲唑		
CORALLEEN[14]	Ⅱ	2018年	HR+/HER2−、Ⅰ～Ⅲ期、绝经后、LuminalB型、T≥2cm的乳腺癌患者	106	52	瑞波西利+来曲唑	24周	瑞波西利+来曲唑 vs. 化疗，低ROR的比例分别为46.9%和46.1%，疗效相似； RCB 0-1的比例分别为6.1%和11.8%； PEPI评分为0的比例分别为22.4%和17.3%
					54	AC-T		

疗效

患者随机分成三组，分别予依西美坦（$n=124$）、来曲唑（$n=128$）、阿那曲唑（$n=125$）新辅助内分泌治疗（部分患者在接受治疗前撤回了知情同意，因此被排除在分析之外）。接受依西美坦治疗的 124 名患者，临床缓解率（cRR）为 62.9%（95% CI 53.8%～71.4%）。接受来曲唑治疗的 127 名患者，cRR 为 74.8%（95% CI 66.3%～82.1%）。接受阿那曲唑治疗的 123 名患者，cRR 为 69.1%（95% CI 60.1%～77.1%）。

安全性

未报道。

专家点评

针对 HR+/HER2−乳腺癌患者，优化新辅助治疗决策面临诸多挑战。当前，新辅助化疗（NCT）与新辅助内分泌治疗（NET）的选择主要依据临床和病理特征，而非具有明确临床指导意义的生物标志物。

Luminal 型乳腺癌患者对化疗的反应相对不敏感，接受 NCT 后的病理学完全缓解（pCR）率较低。因此，化疗在这类患者中的作用备受争议。尽管如此，NCT 在肿瘤体积较大和/或淋巴结阳性的情况下仍有一定价值，能够降低肿瘤分期，改善手术的美容和功能效果。NET 因其良好的耐受性和疗效，通常被优先用于有化疗禁忌证的老年乳腺癌患者。相比之下，由于缺乏可靠的生物标志物，NCT 在临床实践中的应用存在较大的异质性。过去 10 年的研究表明，NCT 和 NET 在临床缓解和乳房保留手术（BCS）率方面的表现相似。总体而言，NET 被视为 HR+/HER2−乳腺癌患者中 NCT 的有效替代方案，且 NET 的不良事件发生率明显低于 NCT。在 NET 相关研究中，芳香化酶抑制剂（AI）的疗效优于他莫昔芬，而选择性雌激素受体降解剂并未显示出比 AI 更好的疗效。因此，AI 目前是新辅助内分泌治疗的标准方案。

由于年轻女性复发风险较高，绝经前女性通常接受 NCT。然而，由于担心治疗不足，绝经前女性常被排除在新辅助非化疗临床试验之外，导致关于绝经前女性接受 NET 的疗效和安全性的数据非常有限。在生物标志物驱动策略的背景下，NET 或许能在绝经前女性中发挥作用，特别是针对雌激素受体依赖性且化疗不敏感的肿瘤。总体而言，基于残余肿瘤负荷和 Ki-67 变化驱动的 NET 策略值得进一步探索。

CDK4/6 抑制剂与内分泌治疗的联合使用已广泛用于转移性乳腺癌，并在辅助治疗中也显示出良好的疗效。然而，由于缺乏有效的生物标志物，CDK4/6 抑制剂在新辅助治疗阶段的应用受到限制。KEYNOTE-756 和 CheckMate-7FL 研究为 HR+/HER2-高危早期乳腺癌的新辅助免疫治疗开辟了新途径。这两项研究分别对比了帕博利珠单抗和纳武利尤单抗联合 NCT 治疗与单纯 NACT 治疗，均取得了显著的 pCR 率改善。需要注意的是，两项研究均纳入了一定比例的基底样型乳腺癌患者，这可能是免疫治疗获益的一个原因。当然，目前仍需迫切探索更具预后价值的生物标志物，以优化新辅助免疫治疗方案的开发，并期待这两项研究的长期结果公布。

西安国际医学中心医院　薛　妍

参考文献

[1] Harry D B, Stewart A, Roy E M, et al. Sequential Preoperative or Postoperative Docetaxel Added to Preoperative Doxorubicin Plus Cyclophosphamide for Operable Breast Cancer: National Surgical Adjuvant Breast and Bowel Project Protocol B-27 [J]. J Clin Oncol, 2006, 24 (13): 2019-2027.

[2] Cardoso F, O'Shaughnessy J, Liu Z, et al. Pembrolizumab and chemotherapy in high-risk, early-stage, ER+/HER2- breast cancer: a randomized phase 3 trial [J]. Nat Med, 2025, 31 (2): 442-448.

[3] Loi S, Salgado R, Curigliano G, et al. Neoadjuvant Nivolumab and chemotherapy in early estrogen receptor-positive breast cancer: a randomized phase 3 trial [J]. Nat Med, 2025, 31 (2): 433-441.

[4] Cataliotti L, Buzdar A U, Noguchi S, et al. Comparison of Anastrozole versus Tamoxifen as preoperative therapy in postmenopausal women with hormone receptor-positive breast cancer: the Pre-Operative "Arimidex" Compared to Tamoxifen (PROACT) trial [J]. Cancer, 2006, 106 (10): 2095-2103.

[5] Ellis M J, Ma C. Letrozole in the neoadjuvant setting: the P024 trial [J]. Breast Cancer Res Treat, 2007, 105 (Suppl 1): 33-43.

[6] Ellis M J, Suman V J, Hoog J, et al. Randomized phase Ⅱ neoadjuvant comparison between Letrozole, Anastrozole, and Exemestane for postmenopausal women with estrogen receptor-rich stage 2 to 3 breast cancer: clinical and biomarker outcomes and predictive value of the baseline PAM50-based intrinsic subtype--ACOSOG Z1031 [J]. J Clin Oncol, 2011, 29 (17): 2342-2349.

[7] Smith I E, Dowsett M, Ebbs S R, et al. Neoadjuvant treatment of postmenopausal breast cancer with Anastrozole, Tamoxifen, or both in combination: the Immediate Preoperative Anastrozole, Tamoxifen, or Combined with Tamoxifen (IMPACT) multicenter double-blind randomized trial [J]. J Clin Oncol, 2005, 23 (22): 5108-5116.

[8] Fontein D B, Charehbili A, Nortier J W, et al. Efficacy of six-month neoadjuvant endocrine therapy in postmenopausal, hormone receptor positive breast cancer patients--a phase Ⅱ trial [J]. Eur J Cancer, 2014, 50 (13): 2190-2200.

[9] Masuda N, Sagara Y, Kinoshita T, et al. Neoadjuvant Anastrozole versus Tamoxifen in patients receiving goserelin for premenopausal breast cancer (STAGE): a double-blind, randomised phase 3 trial [J]. Lancet Oncol, 2012, 13 (4): 345-52.

[10] Sara A H, Miguel M, Michael F P, et al. Potent Cell-Cycle Inhibition and Upregulation of Immune Response with Abemaciclib and Anastrozole in neoMONARCH, Phase II Neoadjuvant Study in HR+/HER2− Breast Cancer [J]. Clin Cancer Res, 2020, 26 (3): 566-580.

[11] Stephen J, Shannon P, Duncan W, et al. Randomized Phase Ⅱ Study Evaluating Palbociclib in Addition to Letrozole as Neoadjuvant Therapy in Estrogen Receptor-Positive Early Breast Cancer: PALLET Trial [J]. J Clin Oncol, 2019, 37 (3): 178-189.

[12] Cottu P, Hondt V D, Dureau S, et al. Letrozole and Palbociclib versus chemotherapy as neoadjuvant therapy of high-risk luminal breast cancer [J]. Ann Oncol, 2018, 29 (12): 2334-2340.

[13] Khan Q J, O'Dea A, Bardia A, et al. Letrozole + Ribociclib versus Letrozole + Placebo as neoadjuvant therapy for ER+ breast cancer (FELINE trial) [J]. J Clin Oncol, 2020, 38 (Suppl): 505-505.

[14] Aleix P, Cristina S, Tomás P, et al. Ribociclib plus Letrozole versus chemotherapy for postmenopausal women with hormone receptor-positive, HER2-negative, luminal B breast cancer (CORALLEEN): an open-label, multicentre, randomised, phase 2 trial [J]. Lancet Oncol, 2020, 21 (1): 33-43.

3.3.2 辅助治疗

3.3.2.1 辅助化疗

（1）辅助化疗方案

—低危患者，可以结合多基因检测考虑豁免辅助化疗。

—淋巴结阴性的高危患者（符合以下危险因素之一：Ki-67 高表达、肿瘤直径＞2cm、年龄＜35 岁）或者淋巴结 1～3 个阳性但无其他危险因素的患者，可以考虑 AC 或 TC 方案辅助化疗。

—淋巴结阳性的高危患者（淋巴结≥4 个阳性或淋巴结 1～3 个阳性且伴有高危因素），建议的辅助化疗方案为 AC-T，必要时需要剂量密集方案 ddAC-ddT。

注： T—紫杉类，包括多西他赛、白蛋白紫杉醇、紫杉醇；A—蒽环类，包括表柔比星、吡柔比星、多柔比星；C—环磷酰胺。

（2）具体方案的远期疗效及安全性

• **AC**（B-15 研究——国际多中心、随机、开放标签、Ⅲ期研究）[1]

术后辅助化疗，每 3 周为 1 个周期，共 4 周期。

—多柔比星：60mg/m^2，静脉注射，每 3 周；

—环磷酰胺：600mg/m^2，静脉注射，每 3 周。

适用人群

入组了 2194 例、年龄 18～70 岁、他莫昔芬非响应型、至少 1 个淋巴结转移、完成手术切除治疗（包括乳房切除或保乳术＋放疗）的乳腺癌患者（入组时间：1984 年 10 月至 1988 年 10 月）。

疗效

共有 2194 例符合条件患者参与分析，其中 AC 组（多柔比星联合环磷酰胺）734 例，AC 序贯 CMF 组（多柔比星联合环磷酰胺序贯环磷酰胺联合甲氨蝶呤和氟尿嘧啶）728 例，CMF 组（环磷酰胺联合甲氨蝶呤和氟尿嘧啶）732 例。随访 3 年时，DFS 率在 AC 组和 CMF 组分别为 62％和 63％，AC 序贯 CMF 组 3 年 DFS 率为 68％。AC 序贯 CMF 组与 AC 组和 CMF 组 DFS 率无显著差异（$P=0.5$，$P=0.2$）；DDFS 率 AC 组和 CMF 组均为 68％。OS 率在 AC 组和 CMF 组分别为 83％和 82％。

安全性

AC 方案常见不良反应发生率

不良事件	AC
恶心	84[a]
呕吐	206
腹泻	39
口腔炎	54
神经毒性	4
皮肤反应	10
发热	10
感染	16

[a] 每 100 位患者中出现的不良事件次数。

• **TC**（USO-9735 研究——单中心、随机、开放标签、Ⅲ期研究）[2]

术后辅助化疗，每 3 周为 1 个周期，共 4 个周期。

—多西他赛：75 mg/m^2，静脉注射，d1，每 3 周；

—环磷酰胺：600mg/m^2，静脉注射，d1，每 3 周。

适用人群

入组了1016例、临床证实腋窝淋巴结转移阳性或肿瘤直径>1cm、年龄18～75岁、ECOG体能状态评分0～1分、完成标准手术切除、未接受术前化疗的乳腺癌患者（入组时间：1997年7月1日至2000年1月5日）。

疗效

1016例患者随机分为两组：AC组（多柔比星联合环磷酰胺）510例；TC组（多西他赛联合环磷酰胺）506例。7年DFS率：TC组为81%，AC组为75%（HR=0.74，$P=0.033$）。7年OS率：TC组为87%，AC组为82%（HR=0.69，$P=0.032$）。

安全性

TC方案常见不良反应发生率

不良事件	年龄<65岁	年龄≥65岁
贫血	≤1%	≤1%
中性粒细胞减少	60%	52%
血小板减少	≤1%	0
发热性中性粒细胞减少	4%	8%
乏力	3%	6%
水肿	≤1%	≤1%
发热	4%	6%
感染	7%	6%
肌痛	2%	0
关节痛	1%	≤1%
口腔炎	1%	0
腹泻	2%	5%
恶心	2%	3%
呕吐	1%	0
静脉炎	≤1%	≤1%

• **AC→P1w**（E1199研究——国际多中心、随机、开放标签、Ⅲ期研究）[3,4]

术后辅助化疗，AC方案，4个周期；序贯周疗紫杉醇，12周。

—多柔比星：60 mg/m^2，静脉注射，d1，每3周；

—环磷酰胺：600 mg/m^2，静脉注射，d1，每3周。

序贯：

—紫杉醇（P）：80 mg/m^2，静脉注射，d1，每周。

适用人群

入组了4954例、淋巴结阳性或高危淋巴结阴性、年龄18岁及以上、ECOG体能状态评分0～1分、完成标准手术切除、无远处转移的早期乳腺癌患者（入组时间：1999年10月至2000年1月）。

疗效

4954例患者随机分为4组：3周紫杉醇组（AC→P3w）1253例，周疗紫杉醇组（AC→P1w）1232例，3周多西他赛组（AC→D3w）1236例，周疗多西他赛组（AC→D1w）1233例。中位随访时间12.1年，10年DFS率分别为65.5%、70.7%、71.9%、67.1%，10年OS率分别为75.3%、77.7%、78.5%、75.9%。周疗紫杉醇组（AC→P1w）和3周多西他赛组（AC→D3w）DFS率显著优于AC→P3w组（HR=0.84，P=0.011；HR=0.79，P=0.001）。周疗紫杉醇组（AC→P1w）OS率相对于AC→P3w组有临界改善（HR=0.87；P=0.09）；3周多西他赛组（AC→D3w）相对于AC→P3w组有临界改善（HR=0.86；P=0.054）。

安全性

AC→P1w辅助化疗常见不良反应发生率[a]

不良事件	AC→P1w
中性粒细胞减少[b]	2%
发热性中性粒细胞减少[b]	1%
感染	3%
口腔炎	0%
疲劳	3%
肌痛	2%
关节痛	2%
流泪	0%
3级或4级神经病变	8%
2级、3级或4级神经病变	27%

[a] 该表列出了治疗中紫杉醇部分最常见的3级或4级毒性效应以及2级、3级或4级神经病变（即在所有接受治疗的患者中至少有5%发生的情况）。

[b] 只收集了4级中性粒细胞减少（小于500个多形核中性粒细胞/mm^3）的信息。

3.3.2.2 辅助内分泌治疗

（1）辅助内分泌治疗方案

① 绝经后乳腺癌患者辅助内分泌治疗方案

—对于淋巴结阴性或者淋巴结1～3个阳性，同时满足以下所有条件（G_1～

G_2、T<5cm、Ki-67<20%）的低危患者，给予 AI 治疗。

—对于淋巴结≥4 个阳性或淋巴结 1～3 个阳性且伴有危险因素之一（G_3、T≥5cm、Ki-67≥20%）的高危患者，给予 CDK4/6 抑制剂联合 AI 治疗。

—完成 5 年且耐受性良好，且符合以下条件之一者（淋巴结阳性、G_3、其他需要行辅助化疗的危险因素），可以考虑延长辅助内分泌治疗。

② 绝经前乳腺癌患者辅助内分泌治疗方案

—对于淋巴结阴性，同时满足以下条件（G_1、T≤2cm、低 Ki-67）的低危患者，给予 TAM 治疗。

—对于淋巴结 1～3 个阳性且无其他危险因素，或者淋巴结阴性且满足以下危险因素之一（G_2 或 G_3、T > 2cm、高 Ki-67）的中危患者，给予 OFS + TAM 治疗。

—对于淋巴结 1～3 个阳性，同时满足以下危险因素之一（G_3、Ki-67≥20%、T≥5cm）的中危患者，给予 OFS + TAM + CDK4/6 抑制剂或者 OFS + TAM 治疗。

—对于淋巴结 4 个阳性的高危患者，给予 OFS + AI + CDK4/6 抑制剂或者 OFS+AI 治疗。

—对于需要延长内分泌治疗的患者，根据之前的辅助内分泌治疗方案而进行相应延长。

注： AI—芳香化酶抑制剂；CDK4/6 抑制剂（阿贝西利 2 年、瑞波西利 3 年）；TAM—他莫昔芬；OFS—卵巢功能抑制。

（2）具体方案的远期疗效及安全性

• **阿那曲唑**（ATAC 研究——国际多中心、随机、双盲、Ⅲ期研究）[5,6]

术后辅助阿来曲唑，连续 5 年。

—阿那曲唑：1mg，口服，每日 1 次。

适用人群

入组了 21 个国家 381 个中心的 9366 例、绝经后、年龄≥18 岁、ECOG 体能状态评分 0～1 分、完成标准手术切除、无远处转移的早期乳腺癌患者。激素受体阳性（HR+）患者为主要研究人群（占比约 84%）（入组时间：1996 年 7 月至 2000 年 3 月）。

疗效

9366 例患者随机分为 3 组：阿那曲唑组（3125 例）、他莫昔芬组（3116 例）、阿那曲唑联合他莫昔芬组（3125 例）。中位随访 10 年，在意向性治疗人群中，与他莫昔芬组相比，阿那曲唑组的 DFS（HR＝0.91，95% CI 0.83～0.99；P＝

0.04）和 TTR（HR=0.84，95% CI 0.75～0.93；P=0.001）均显著延长。在 HR+患者中，与他莫昔芬组相比，阿那曲唑组的 DFS（HR=0.86，95% CI 0.78～0.95；P=0.003）和 TTR（HR=0.79，95% CI 0.70～0.89；P=0.0002）也均显著延长。

安全性

阿那曲唑辅助内分泌治疗常见不良反应发生率

不良事件(任何级别)	阿那曲唑
潮热	34.3%
恶心和呕吐	10.5%
乏力/疲倦	15.6%
情绪波动	15.5%
肌肉骨骼系统疾病	27.8%
阴道出血	4.5%
阴道分泌物	2.8%
子宫内膜癌	0.1%
骨折	5.9%
髋部骨折	0.4%
脊柱骨折	0.7%
腕部骨折	1.2%
缺血性心血管疾病	2.5%
缺血性脑血管事件	1.0%
静脉血栓栓塞事件	2.1%
深静脉血栓/肺栓塞	1.0%
白内障	3.5%

- **TAM+ OFS**（SOFT 研究——国际多中心、随机、开放标签、Ⅲ期研究）[7,8]

他莫昔芬联合 OFS 辅助内分泌治疗，连续 5 年。

—他莫昔芬（TAM）：20mg，每日口服；

—卵巢功能抑制（OFS）：曲普瑞林（GnRH 激动剂，每月注射）；或双侧卵巢切除术；或双侧卵巢放射治疗。

适用人群

入组了 3066 例患者。主要纳入标准：激素受体阳性（HR+）、手术后≥12 周、无化疗或化疗后≤8 个月保持绝经前状态、ECOG 体能状态评分 0～1 分的早期乳腺癌患者（入组时间：2003 年 12 月至 2011 年 4 月）。

疗效

3066 例患者随机分为三组：TAM 组 1021 例患者、TAM+OFS 组 1024 例患者、EXE（依西美坦）＋OFS 组 1021 例患者。8 年 DFS 率：TAM 组为 78.9%、TAM＋OFS 组为 83.2%、EXE＋OFS 组为 85.9%。与 TAM 组相比，TAM＋OFS 组 DFS 获得显著改善（HR＝0.76，P＜0.001），EXE＋OFS 组获得进一步改善（HR＝0.65，P＜0.001）。8 年 OS 率：TAM 组为 91.5%、TAM＋OFS 组为 93.3%、EXE＋OFS 组为 92.1%。与 TAM 组相比，TAM＋OFS 组 OS 率显示出明显的改善（HR＝0.67，95% CI 0.48～0.92）。

安全性

他莫昔芬＋OFS 辅助内分泌治疗常见不良反应发生率

不良事件	任何级别	3 级或 4 级
潮热	93.4%	13.2%
抑郁症	51.9%	4.4%
出汗	61.8%	—
失眠	57.2%	4.6%
高血压	23.2%	7.5%
肌肉骨骼症状	75.1%	5.5%
骨质疏松症	20.0%	0.3%
阴道干燥	49.8%	—
性欲减退	47.5%	—
糖耐量减低	3.5%	1.4%
任何不良事件	98.4%	31.3%

• **阿贝西利联合 ET**（MonarchE 研究——国际多中心、随机、开放标签、Ⅲ期研究）[9,10]

阿贝西利联合 ET 辅助治疗：

—阿贝西利（Abemaciclib）：150mg，口服，每日 2 次，持续 2 年；

—内分泌治疗（ET）：根据患者临床需求选择，持续 5～10 年。

适用人群

入组了 5637 例患者。主要纳入标准为：年龄 ≥18 岁、激素受体阳性、HER2 阴性、早期的高复发风险乳腺癌患者。高复发风险特征包括：≥4 个腋窝淋巴结阳性，或 1～3 个腋窝淋巴结阳性且伴有以下任一特征，即肿瘤分级 G3（高级别）、肿瘤直径≥5cm、中心 Ki-67 ≥ 20%。患者完成术后标准化疗且无明显疾病进展，ECOG 体能状态评分 0～1 分（入组时间：2017 年 6 月至 2019 年 8 月）。

疗效

5637 例患者随机分配为两组：试验组（阿贝西利联合 ET）2808 例、对照组（ET）2829 例。阿贝西利与 ET 联合使用可显著改善高风险早期乳腺癌（EBC）患者的无浸润性疾病生存期（iDFS）。5 年 iDFS 率：阿贝西利＋ET 组 83.6%，ET 单药组 76.0%，绝对改善率为 7.6% [HR=0.680（95% CI 0.599～0.772），$P<0.001$]。5 年 DRFS 率：阿贝西利＋ET 组 86.0%，ET 单药组 79.2%，绝对改善率为 6.8% [HR=0.675（95% CI 0.588～0.774），$P<0.001$]。5 年 OS 率（数据尚未成熟）：阿贝西利＋ET 组 84.0%，ET 单药组 81.4% [HR=0.903（95% CI 0.749～1.088），$P=0.284$]。

安全性

阿贝西利联合标准内分泌辅助治疗常见不良反应发生率

不良事件	任何级别	3 级	4 级
腹泻	82.2%	7.6%	0
中性粒细胞减少	44.6%	18.0%	0.6%
疲乏	38.4%	2.8%	0
白细胞减少	36.8%	10.8%	0.1%
腹痛	34.0%	1.3%	0
恶心	27.9%	0.5%	0
贫血	22.9%	1.7%	0
关节痛	20.5%	0.2%	0
潮热	14.1%	0.1%	0
淋巴细胞减少	13.3%	5.0%	0.1%
血小板减少	12.2%	0.9%	0.2%
呕吐	16.3%	0.5%	0
便秘	10.3%	0	0
上呼吸道感染	10.2%	0.2%	0
泌尿道感染	10.2%	0.5%	0
食欲下降	11.2%	0.5%	0
头痛	17.3%	0.2%	0
咳嗽	12.1%	0	0
淋巴水肿	10.2%	0.1%	0

• **瑞波西利联合 NSAI**（NATALEE 研究——国际多中心、随机、开放标签、Ⅲ期研究）[11]

瑞波西利联合 NSAI 辅助内分泌治疗，连续 5～10 年。绝经前女性和男性每 28 天接受 1 次戈舍瑞林治疗。

—瑞波西利：400mg/d，口服，持续 3 周，随后停药 1 周，共 3 年；

—非甾体芳香化酶抑制剂（NSAI）：来曲唑 2.5mg/d 或阿那曲唑 1mg/d，口服，共 5～10 年。

适用人群

入组了 5101 例患者。主要纳入标准为：年满 18 岁的男性或绝经前或绝经后女性，并且根据当地评估结果经组织学确诊为 HR 阳性、HER2 阴性早期乳腺癌。患者须根据美国癌症联合会（AJCC）癌症分期手册第八版的解剖分期为Ⅱ期或Ⅲ期。ⅡA 期 N0（无淋巴结转移）患者，需要满足以下条件：①组织学 2 级且 Ki-67≥20%或基因组风险分型为高危（如 Oncotype DX 乳腺癌复发评分≥26）；②组织学 3 级或ⅡA 期患者，淋巴结转移状况为 N1（入组时间：2019 年 1 月 10 日到 2021 年 4 月 20 日）。

疗效

5101 例患者随机分配成两组：试验组（瑞波西利联合 NSAI）2549 例、对照组（NSAI）2552 例。瑞波西利与 NSAI 联合使用可显著改善高风险 EBC 患者的无浸润性疾病生存期（iDFS）。3 年 iDFS 率：瑞波西利＋NSAI 组 90.4%，NSAI 单药组 87.1% [HR=0.75（95% CI 0.62～0.91），P=0.003]。3 年 DDFS 率：瑞波西利＋NSAI 组 90.8%，NSAI 单药组 88.6% [HR=0.74（95% CI 0.60～0.91)]。3 年 DRFS 率：瑞波西利＋NSAI 单药组 91.7%，NSAI 组 88.6% [HR=0.72（95% CI 0.58～0.88)]。

安全性

瑞波西利联合 NSAI 辅助内分泌治疗常见不良反应发生率

不良事件	所有等级	3 级	4 级	5 级
任何不良事件	97.9%	56.0%	5.2%	0.5%
中性粒细胞减少	62.1%	41.8%	2.1%	0
关节痛	36.5%	1.0%	0	0
恶心	23.0%	0.2%	0	0
头痛	22.0%	0.4%	0	0
疲劳	21.9%	0.7%	0	0
SARS CoV 2 检测阳性	19.3%	0	0	0
新冠肺炎	18.9%	0.7%	0	0.1%
ALT 升高	18.9%	6.1%	1.2%	0
潮热	18.7%	0.2%	0	0
乏力	16.5%	0.6%	0	0
AST 升高	16.2%	3.8%	0.6%	0

激素受体阳性乳腺癌辅助化疗代表性临床研究汇总[a]

研究简称	研究分期	发表时间	地区	人数	分组	DFS	HR 值	P 值	OS	HR 值	P 值	任意级别中性粒细胞减少	任意级别发热性中性粒细胞减少
B 15[1]	Ⅲ	1990 年	全球	734	AC 组	62%（3 年 DFS 率）	—	0.5	83%（3 年 OS 率）	—	—	—	—
				732	CMF 组	63%（3 年 DFS 率）		0.2	82%（3 年 OS 率）		—	—	—
				728	AC 序贯 CMF 组	68%（3 年 DFS 率）		—	—		—	—	—
USO-9735[2]	Ⅲ	2009 年	全球	510	AC 组	75%（7 年 DFS 率）	0.74	0.033	82%（7 年 OS 率）	0.69	0.032	年龄＜65 岁:54% 年龄≥65 岁:59%	年龄＜65 岁:2% 年龄≥65 岁:4%
				506	TC 组	81%（7 年 DFS 率）			87%（7 年 OS 率）			年龄＜65 岁:60% 年龄≥65 岁:52%	年龄＜65 岁:4% 年龄≥65 岁:8%
E1199[3,4]	Ⅲ	2009 年和 2015 年	全球	1253	AC→P3w	65.5%（10 年 DFS 率）	1	—	75.3%（10 年 OS 率）	1	—	4%（4 级）	＜1%（4 级）
				1232	AC→P1w	70.7%（10 年 DFS 率）	0.84	0.011	77.7%（10 年 OS 率）	0.87	0.09	2%（4 级）	1%（4 级）
				1236	AC→D3w	71.9%（10 年 DFS 率）	0.79	0.001	78.5%（10 年 OS 率）	0.86	0.054	46%（4 级）	16%（4 级）
				1233	AC→D1w	67.1%（10 年 DFS 率）	0.96	NS	75.9%（10 年 OS 率）	1.02	NS	3%（4 级）	1%（4 级）

[a] 表格中“—”代表未查到相关数据；NS：non significant，无显著性。

激素受体阳性乳腺癌辅助内分泌治疗代表性临床研究汇总[a]

研究简称	研究分期	发表时间	地区	人数	分组	DFS	HR 值	*P* 值	OS	HR 值	*P* 值	潮热（任何级别）	肌肉骨骼症状[b]（任何级别）
ATAC[5,6]	Ⅲ	2002 年 2010 年	全球	3116	他莫昔芬	—	0.91	0.04	—	—	—	39.70%	21.3%
				3125	阿那曲唑	—			—			34.30%	27.8%
SOFT[7,8]	Ⅲ	2015 年 2018 年	全球	1021	他莫昔芬	78.9% （8 年 DFS 率）	1	—	91.5% （8 年 OS 率）	1	—	79.8%	69.0%
				1024	他莫昔芬＋OFS	83.2% （8 年 DFS 率）	0.76	＜0.001	93.3% （8 年 OS 率）	0.67	0.01	93.4%	75.1%
				1021	依西美坦＋OFS	85.9% （3 年 DFS 率）	0.65	＜0.001	92.1% （8 年 OS 率）	0.85	NS	—	—
MonarchE[9,10]	Ⅲ	2020 年 2024 年	全球	2829	ET 单药	76.0% （5 年 iDFS 率）	0.68	＜0.001	81.4% （5 年 OS 率）	0.903	0.284	21.00%	31.30%
				2808	阿贝西利＋ET	83.6% （5 年 iDFS 率）			84.0% （5 年 OS 率）			14.10%	20.50%
NATALEE[11]	Ⅲ	2024 年	全球	2552	NSAI 单药	87.1% （3 年 iDFS 率）	0.75	0.003	—	—	—	19.7%	42.5%
				2549	瑞波西利＋NSAI	90.4% （3 年 iDFS 率）			—			18.7%	36.5%

[a]表格中“—”代表未查到相关数据。

[b]注意不同临床试验中骨相关不良事件定义有所差异。

专家点评

激素受体阳性乳腺癌辅助化疗

20世纪初，德国化学家Paul Ehrlich率先提出“化疗”的概念，开启了肿瘤药物治疗的篇章。1910年动物模型的成功开发让大量候选药物的测试成为可能，化疗药物的研发进入快速发展时期。基于这样一个时代背景，20世纪70年代，乳腺癌辅助化疗拉开帷幕，Bernard Fisher医生和他的小组在美国癌症化疗国家服务中心的支持下，做了辅助化疗的临床研究。研究证实，术后给予CMF方案可以让早期乳腺癌患者10年的复发率降至29.6%，降低30%的复发风险，降低24%的死亡风险。随着1974年阿霉素（多柔比星）的获批、1990年前后紫杉醇类药物的上市，让辅助化疗的方案不断地更新迭代。USO-9735研究显示TC方案较传统AC方案显著提升7年DFS率（81% vs. 75%）和OS率（87% vs. 82%），且老年患者发热性中性粒细胞减少发生率仅为8%。这一数据支持TC作为替代蒽环类的基础方案，尤其适用于心血管风险较高的患者群体。但需警惕≥65岁患者发热性中性粒细胞减少风险倍增（8% vs. 4%），提示老年患者需加强预防性升高白细胞的治疗。进入21世纪后，乳腺癌辅助化疗的方案进一步多样化，含蒽环紫杉类剂量密集化疗方案也开始有了临床应用的明确场景。E1199研究证实AC序贯周疗紫杉醇方案（AC→P1w）较常规方案显著改善10年DFS率（70.7% vs. 65.5%，HR=0.84），在三阴性亚组中DFS获益更突出（HR=0.69）。但该方案27%的≥2级神经病变发生率需引起重视，建议通过剂量调整或更换白蛋白紫杉醇降低神经毒性。

近年来，随着乳腺癌精准诊治理念的不断优化，在激素依赖性早期乳腺癌患者中，如何豁免辅助化疗成为热点，依靠基因检测手段帮助医生做出更为合理的治疗决策，筛选出真正需要辅助化疗的群体已成为可能。更为重要的是，在辅助化疗期间，对不良反应发生风险进行充分评估之后，给予新一代的预防性对症支持治疗方案，让化疗的过程不再痛苦、不再艰难，已然在我们这个时代成为现实。

激素受体阳性乳腺癌辅助内分泌治疗

2024年在圣安东尼奥乳腺癌大会上，一项由徐兵河院士和李俏教授团队基于中国国家癌症数据库开展的真实世界数据，揭示中国Ⅱ期和Ⅲ期HR+/HER2−早期乳腺癌患者复发风险相对较高，中位随访时间为20.8个月，Ⅲ期、Ⅱ期和Ⅰ期的3年RFS率分别为75.1%、91.2%和95.2%。总体来说，激素受体阳性早期乳腺癌患者前5年呈复发高峰，20年内复发/死亡风险持续存在。辅助内分泌治疗就适用于激素受体阳性的早期乳腺癌患者，从他莫昔芬到芳香化酶抑制剂，治疗时间从5年到更长时间，从去势药物到CDK4/6抑制剂的相继加盟，让辅助内分泌治疗的选择按照绝经前还是绝经后、临床病理特征、基因检测结果来指导具体的治疗策略，以降低乳腺癌复发转移的概率。但是，长疗程的辅助内分泌治疗，会导致血脂异常、血栓栓塞及骨代谢异常等伴随疾病风险增加，如何能够帮助患者正确认识伴随疾病，配合医生来积极支持对症治疗的意义非常重大。毕竟辅助内分泌治疗用药周期长，患者的依从性将对最终的疗效产生重要影响。有研究发现，大约50%的乳腺癌患者在术后3年内中断了内分泌治疗，复发转移风险得不到有效的控制。所以，未来规范化推荐辅助内分泌治疗方案是第一步，加大科普宣传，提高患者的黏合度，定期复查，全程管理，将会是乳腺癌患者康复道路上更为坚实的第二步。当然，随着新药的不断研发，口服的SERD类药物也可能进驻辅助内分泌治疗领域，为激素受体阳性早期乳腺癌的治愈助力。

南昌市人民医院　陈文艳

参考文献

[1] Fisher B, Brown A M, Kardinal C G, et al. Two months of Doxorubicin-Cyclophosphamide with and without interval reinduction therapy compared with 6 months of Cyclophosphamide, Methotrexate, and Fluorouracil in positive-node breast cancer patients with Tamoxifen-nonresponsive tumors: results from the National Surgical Adjuvant Breast and Bowel Project B-15 [J]. J Clin Oncol, 1990, 8 (9): 1483-1496.

[2] Jones S, Holmes F A, Savin M A, et al. Docetaxel With Cyclophosphamide Is Associated With an Overall Survival Benefit Compared With Doxorubicin and Cyclophosphamide: 7-Year Follow-Up of US Oncology Research Trial 9735 [J]. J Clin Oncol, 2009, 27 (8): 1177-1183.

[3] Sparano J A, Wang M, Davidson N E, et al. Weekly Paclitaxel in the adjuvant treatment of breast cancer [J]. N Engl J Med, 2008, 358 (16): 1663-1671.

[4] Sparano J A, Zhao F, Davidson N E, et al. Long-Term Follow-Up of the E1199 Phase Ⅲ Trial Evaluating the Role of Taxane and Schedule in Operable Breast Cancer [J]. J Clin Oncol, 2015, 33 (21): 2353-2360.

[5] Baum M, Budzar A U, Cuzick J, et al. ATAC Trialists' Group. Anastrozole alone or in combination with Tamoxifen versus Tamoxifen alone for adjuvant treatment of postmenopausal women with early breast cancer: first results of the ATAC randomised trial [J]. Lancet, 2002, 359 (9324): 2131-2139.

[6] Cuzick J, Sestak I, Baum M, et al; ATAC/LATTE investigators. Effect of Anastrozole and Tamoxifen as adjuvant treatment for early-stage breast cancer: 10-year analysis of the ATAC trial [J]. Lancet Oncol, 2010, 11 (12): 1135-1141.

[7] Francis P A, Regan M M, Gelber R D, et al; SOFT Investigators; International Breast Cancer Study Group. Adjuvant ovarian suppression in premenopausal breast cancer [J]. N Engl J Med, 2015, 372 (5): 436-446.

[8] Francis P A, Pagani O, Regan M M, et al; SOFT and TEXT Investigators and the International Breast Cancer Study Group. Tailoring Adjuvant Endocrine Therapy for Premenopausal Breast Cancer [J]. N Engl J Med, 2018, 379 (2): 122-137.

[9] Johnston S R D, Harbeck N, Rastogi P, et al; monarchE Committee Members and Investigators. Abemaciclib Combined With Endocrine Therapy for the Adjuvant Treatment of HR+, HER2-, Node-Positive, High-Risk, Early Breast Cancer (monarchE) [J]. J Clin Oncol, 2020, 38 (34): 3987-3998.

[10] Rastogi P, O'Shaughnessy J, Johnston S, et al. Adjuvant Abemaciclib Plus Endocrine Therapy for Hormone Receptor-Positive, Human Epidermal Growth Factor Receptor 2-Negative, High-Risk Early Breast Cancer: Results From a Preplanned monarchE Overall Survival Interim Analysis, Including 5-Year Efficacy Outcomes [J]. J Clin Oncol, 2024, 42 (9): 987-993.

[11] Slamon D, Lipatov O, Nowecki Z, et al. Ribociclib plus Endocrine Therapy in Early Breast Cancer [J]. N Engl J Med, 2024, 390 (12): 1080-1091.

3.3.3 晚期解救治疗

3.3.3.1 激素受体阳性/HER2 阴性乳腺癌解救治疗策略

激素受体阳性/HER2 阴性乳腺癌约占所有乳腺癌的 2/3，内分泌治疗是晚期激素受体阳性/HER2 阴性乳腺癌的首选一线治疗策略，即使对于有内脏转移，甚至内脏危象的患者，目前也有证据支持首选内分泌治疗进行解救。对于内分泌治疗获益的患者，尽可能持续治疗直至疾病进展，但也应注意评估药物长期使用的耐受性。对于既往对内分泌治疗耐药或已无最佳内分泌治疗选择的患者，则仍普遍使用化疗或新型抗体-药物偶联物（ADC）类药物进行治疗。

CDK4/6 抑制剂是目前激素受体阳性/HER2 阴性转移性乳腺癌的首选一线治疗方法。一线治疗中芳香化酶抑制剂（AI）是目前 CDK4/6 抑制剂的最佳组合，多种 CDK4/6 抑制剂联合 AI 一线治疗激素受体阳性晚期乳腺癌中位无进展延长至 2 年，基本是 AI 单药治疗的 2 倍，客观有效率超过 50%。随着更多 CDK4/6 抑制剂进入临床，需要更明确的应用指标，也需要原发性耐药、继发性耐药的判断标准。根据现在的指南共识定义，针对晚期转移性乳腺癌患者，内分泌耐药可分为原发性耐药和继发性耐药。原发性耐药：指在辅助内分泌治疗开始后的 2 年内疾病复发，或者在晚期内分泌治疗启动后的 6 个月内疾病就出现进展。这表明从治疗开始，肿瘤细胞已对内分泌治疗具有较强的抵抗性。继发性耐药：辅助内分泌治疗持续超过 2 年至结束后的 1 年内疾病复发，或者在晚期一线内分泌治疗进行 6 个月或更长时间后疾病才出现进展。这种情况可能是在治疗过程中，肿瘤细胞逐渐适应并产生了耐药机制。内分泌治疗耐药的发生与多种机制有关，其中雌激素受体的编码基因（*ESR1*）突变使雌激素受体的激活不受雌激素配体的影响是最成熟的机制之一，尤其是既往进行过 AI 治疗的患者，发生率高达 20%～30%。在这种情况下，选择性雌激素受体下调剂（SERD）可能能够通过抑制雌激素依赖性和雌激素非依赖性的 ER 信号传导来克服这种耐药机制。尽管氟维司群已被证明在具有 *ESR1* 突变的激素受体阳性/HER2 阴性患者中具有良好疗效，但在内分泌治疗耐药患者中，PFS 表现不佳。在这种情况下，口服 SERD 成为一种新型策略，显示出良好前景。应对内分泌治疗耐药的策略包括：更换不同的内分泌治疗药物（从芳香化酶抑制剂换用他莫昔芬或氟维司群等）；联合信号通路抑制剂，如 CDK4/6 抑制剂、mTOR 抑制剂、PI3K/AKT 抑制剂等，这些药物可以针对不同的信号通路进行选择性或组合性抑制；联合化疗或靶向药物——通过联合使用化疗或靶向药物也可以增强内分泌治疗的效果。这些策略可以帮助打破耐药局面，延长患者的无进展生存期，并改善治疗效果。

3.3.3.2 激素受体阳性/HER2 阴性乳腺癌解救治疗方案

（1）一线治疗 激素受体阳性/HER2 阴性乳腺癌是转移性乳腺癌最常见的亚型。该类患者病程进展缓慢，可选治疗手段多，早年治疗以化疗或者内分泌治疗为主，近年靶向治疗成为主流，疗效改善，副作用减少，使得该类患者的治疗模式发生了巨大改变。2015 年是 CDK4/6 抑制剂应用的第一年，第一个 CDK4/6 抑制剂哌柏西利批准上市，从那时开始，CDK4/6 抑制剂正式登上了临床实践的舞台。目前，CDK4/6 抑制剂联合内分泌治疗已成为激素受体阳性/HER2 阴性晚期乳腺癌标准的一线治疗。对于内分泌耐药的 PIK3CA 突变患者，一线推荐使用伊那利塞＋氟维司群＋哌柏西利。

（2）二线治疗 对于激素受体阳性/HER2 阴性晚期乳腺癌患者，二线治疗方案主要包括：①氟维司群＋CDK 4/6 抑制剂（哌柏西利、瑞波西利、阿贝西利）（1 类）；②可根据既往内分泌药物使用情况选择氟维司群、AI（甾体/非甾体类）或他莫昔芬单药；③HDAC 抑制剂＋更换内分泌药物；④PI3K/AKT/mTOR 信号通路靶向药物，可选 mTOR 信号通路靶向药物依维莫司＋更换内分泌药物，针对 PIK3CA 突变的患者可选阿培利司/卡匹色替＋氟维司群，AKT1/PTEN 变异的患者可选卡匹色替＋氟维司群；⑤*ESR1* 基因突变患者可选口服 SERD 艾拉司群；⑥*gBRCA1/2* 或 *gPALB2* 基因突变患者可选 PARP 抑制剂。

（3）二线后治疗 CDK4/6 抑制剂重塑了激素受体阳性/HER2 阴性乳腺癌的治疗格局，但仍有部分早期以及几乎所有晚期患者在接受 CDK4/6 抑制剂联合内分泌治疗后会产生耐药，导致疾病进展。对于 CDK4/6 抑制剂耐药进展的晚期乳腺癌患者治疗，目前临床上主要有 4 个方向。

① CDK4/6 抑制剂跨线治疗：CDK4/6 抑制剂治疗但疾病进展后继续使用 CDK4/6 抑制剂是否进一步带来生存获益，无较大的三期临床研究证实。但对于

CDK4/6 抑制剂应用大于 12 个月以上的人群，更改内分泌治疗伴侣，还是获得了良性的研究结果。

② PI3K/AKT/mTOR 抑制剂：CDK4/6 抑制剂获得性耐药与 PAM 信号通路激活有关，在 PAM 精准选择的治疗人群中，相比氟维司群单药，AKT 抑制剂联合氟维司群显著改善了患者无进展生存期。未来对于 CDK4/6 抑制剂治疗但疾病进展的人群生物标志物进行精准选择，更改内分泌治疗伴侣，可改善乳腺癌患者生存时间。

③ ADC 类药物：基于 DB04 以及 TROPiCS-02 成果[1,2]，ADC 类药物也已进入 CDK4/6 抑制剂耐药乳腺癌患者的治疗中，特别是 DB04 的研究成果证实，ADC 类药物可为 HER2 低表达的 HR 阳性晚期乳腺癌患者带来超过 10 个月的中位 PFS，且中位总生存期可达 2 年左右，一定程度上刷新了既往的疗效数据。

④ 新型内分泌治疗药物：除传统的内分泌治疗药物外，口服的选择性雌激素受体降解剂近年来也在迅猛发展。艾拉司群已在国外获批上市，研究显示，既往应用 CDK4/6 抑制剂获益的时间越长，使用艾拉司群治疗的无进展改善越显著，特别是对于携带 *ESR1* 基因突变的患者，无进展改善尤为明显，可达 8 个月以上。Camizestrant 也在Ⅱ期 SERENA-2 试验中也达到主要研究终点，在既往接受过 CDK4/6 抑制剂治疗的患者亚组中，可改善患者无进展生存期。

3.3.3.3 CDK4/6 抑制剂联合内分泌治疗具体方案疗效及安全性

- **哌柏西利 + 来曲唑**（PALOMA-2 研究——国际多中心、随机、双盲、安慰剂对照Ⅲ期研究）[3-5]

每 4 周为 1 个周期。

—哌柏西利：125mg/d，口服，连服 3 周，停 1 周；

—来曲唑：2.5mg，口服，每日 1 次，连续口服。

适用人群

共入组 666 例经证实的局部进展或转移性绝经后女性（年龄≥18 岁）、激素受体阳性/HER2 阴性、晚期或转移性乳腺癌患者（入组时间：2012 年 2 月到 2014 年 7 月）。

疗效

666 例患者按照 2∶1 随机分组：哌柏西利＋来曲唑组 444 例，安慰剂＋来曲唑组 222 例。PALOMA-2 主要研究终点是由研究者评估的无进展生存期（PFS），次要终点包括总生存期（OS）、客观缓解率（ORR）、临床获益（CB）、患者报告结局及安全性。中位随访时间 38 个月，哌柏西利＋来曲唑组相比安慰剂＋来曲唑组，mPFS（中位无进展生存期）得到显著改善（27.6 个月 vs. 14.5 个月；HR＝

0.563)，且所有亚组患者均获益；在有可测量疾病的患者中，哌柏西利＋来曲唑组 ORR 为 55.3％，安慰剂＋来曲唑组 ORR 为 44.4％（P＝0.03）。

2022 年 ASCO 公布的 PALOMA-2 研究总生存结果显示：中位随访 90 个月后（数据截至 2021 年 11 月 15 日），总生存事件数为 405（占全体的 60.8％）；有相当比例的患者无法进行随访（撤回同意或失访）导致其数据删失——安慰剂＋来曲唑组删失患者比例为 21％，哌柏西利＋来曲唑组为 13％。哌柏西利＋来曲唑组和安慰剂＋来曲唑组的中位 OS 分别为 53.9 个月（95％ CI 49.8～60.8）和 51.2 个月（95％ CI 43.7～58.9）（HR＝0.956，95％ CI 0.777～1.177；单侧 P＝0.3378）。哌柏西利＋来曲唑组对比安慰剂＋来曲唑组，总生存期在数值上显示出一定程度的延长，但未达到统计学差异。

OS 亚组分析显示：多数亚组的风险比位于 1 附近，未显示出联合治疗的总生存获益。而结合删失数据比例来看，在哌柏西利＋来曲唑组和安慰剂＋来曲唑组数据缺失比例均衡的亚组（如 ECOG 评分 1～2 分，DFI＞12 个月，辅助治疗阶段曾接受内分泌治疗和单纯骨转移），其风险比显示出哌柏西利＋来曲唑联合治疗患者较安慰剂＋来曲唑组患者更加获益。

排除无法获得生存数据的事后敏感性分析结果显示：哌柏西利＋来曲唑组和安慰剂＋来曲唑组的中位 OS 分别为 51.6 个月（95％ CI 46.9～57.1）和 44.6 个月（95％ CI 37.0～52.3）（HR＝0.869，95％ CI 0.706～1.069）。

安全性

哌柏西利＋来曲唑组最常见的不良反应是中性粒细胞减少、感染、白细胞减少、关节痛、疲乏感、恶心和脱发。最常见的 3 级或 4 级不良事件是中性粒细胞减少，未观察到新的不良反应。

哌柏西利＋来曲唑（n＝444）治疗常见不良反应发生率

不良反应	所有级别	3 级	4 级
总不良反应	98.9％	62.2％	13.5％
中性粒细胞减少	79.5％	56.1％	10.4％
白细胞减少	39.0％	24.1％	0.7％
疲劳	37.4％	1.8％	0
恶心	35.1％	0.2％	0
关节痛	33.3％	0.7％	0
脱发	32.9％	0	0
腹泻	26.1％	1.4％	0
咳嗽	25.0％	0	0

• **哌柏西利＋氟维司群**（PALOMA-3 研究——国际多中心、随机、双盲、安慰剂对照Ⅲ期研究）[6-8]

每 4 周为 1 个周期。

—哌柏西利：125mg/d，口服，每 4 周为 1 个周期，连续给药 3 周，停药 1 周；

—氟维司群：500mg，肌内注射，每 28 天 1 次（第 1 周期的第 15 天强化一次）。

适用人群

入组 521 例绝经前和绝经后激素受体阳性/HER2 阴性晚期或转移性乳腺癌患者（入组时间：2013 年 9 月到 2014 年 8 月）。

疗效

患者按 2∶1 的比例随机接受哌柏西利＋氟维司群（347 例）和安慰剂＋氟维司群（174 例）治疗。患者按绝经状态、既往激素治疗的敏感性和内脏转移情况进行分层。主要终点是研究者评估的无进展生存期（PFS），次要终点为总生存期（OS）、客观缓解率（ORR）、临床获益率（CBR）和安全性。

2015 年，PALOMA-3 研究中期分析数据显示，研究达到了主要终点，哌柏西利＋氟维司群组的中位 PFS 为 9.2 个月，而安慰剂＋氟维司群组的中位 PFS 为 3.8 个月（HR＝0.422，P＜0.000001），且绝经前和绝经后女性均从哌柏西利＋氟维司群治疗中获得了一致的获益。基于该研究结果，2016 年 2 月，FDA 批准哌柏西利联用氟维司群用于治疗经治的激素受体阳性/HER2 阴性转移性乳腺癌患者。

PALOMA-3 研究的亚组分析结果显示，在绝经前和绝经后的亚洲人中，与安慰剂＋氟维司群治疗相比，哌柏西利＋氟维司群治疗可改善无进展生存期（PFS）；哌柏西利＋氟维司群组未达到 PFS 中位值（95％CI 未达到～9.2 个月），安慰剂＋氟维司群组的中位无进展生存期为 5.8 个月（95％CI 3.5～9.5 个月）。在非亚洲人中，哌柏西利＋氟维司群组的 PFS 中位数为 9.5 个月（95％ CI 7.6～11 个月），安慰剂＋氟维司群组为 3.8 个月（95％CI 3.3～5.5 个月）（HR＝0.451，95％CI 0.34～0.59；P＜0.001）。

2018 年更新研究数据显示，与安慰剂＋氟维司群治疗相比，哌柏西利＋氟维司群联合治疗可显著延长中位无进展生存期 6.6 个月（11.2 个月 vs. 4.6 个月，HR＝0.50）。中位随访时间为 44.8 个月，哌柏西利＋氟维司群组与安慰剂＋氟维司群组的中位总生存期分别为 34.9 个月 vs. 28.0 个月（HR＝0.81），3 年总生存率分别为 50％ vs. 41％。

2021 年报道的数据更新结果显示，中位随访时间 73.3 个月后，哌柏西利＋氟维司群组的生存获益持续，两组的 OS 分别为 34.8 个月和 28 个月（HR＝0.81，P＝0.0221），死亡风险降低 19％。5 年 OS 率分别是 23.3％和 16.8％。

安全性

哌柏西利＋氟维司群（n＝345）治疗常见不良反应发生率

不良反应（各组发生率≥10%）	所有级别	3 级	4 级
中性粒细胞减少	84.3%	57.7%	11.9%
白细胞减少	60.3%	37.7%	0.9%
感染	55.1%	4.6%	1.5%
疲劳	43.8%	2.9%	0
恶心	36.2%	0.6%	0
贫血	32.2%	4.3%	0
口腔炎	31.0%	0.9%	0

安慰剂＋氟维司群（n＝174）治疗常见不良反应发生率

不良反应（各组发生率≥10%）	所有级别	3 级	4 级
中性粒细胞减少	3.5%	0	0
白细胞减少	5.2%	0.6%	0
感染	35.5%	3.5%	0
疲劳	32.0%	1.2%	0
恶心	30.2%	0.6%	0
贫血	13.4%	2.3%	0
口腔炎	14%	0	0

专家点评

内分泌治疗是 Luminal 型晚期乳腺癌的主要治疗手段，但内分泌治疗的原发性和继发性耐药常常导致治疗失败，多年来这类患者的治疗进展相对缓慢，直至 CDK4/6 抑制剂的出现。CDK4/6 抑制剂与芳香化酶抑制剂（AI）或者氟维司群联合用于激素受体阳性/HER2 阴性晚期乳腺癌的一线或者二线治疗，使得这类患者的 PFS 和 OS 都获得了明显进步，目前已经成为指南推荐的一、二线治疗的标准选择。PALOMA-2 研究证实了在绝经后激素受体阳性/HER2 阴性晚期乳腺癌一线治疗中，与安慰剂＋来曲唑组相比，哌柏西利＋来曲唑组无进展生存期延长超过 12 个月。OS 结果并不能否定哌柏西利在生存上的获益，其失败原因与耐药人群的纳入、数据缺失、统计学分析方法选择密切相关。CDK4/6 抑制剂时代已来，不但为 HR＋乳腺癌患者带来生存获益，长期服用也并未增加患者的累积毒性，提高了患者的生活质量。CDK4/6 抑制剂之后的治疗如何合理排布让患者的生存获益更大，仍是临床医生未来需要面对的问题。PALOMA-3 临床研究是 CDK4/6 抑制剂＋氟维司群联合治疗模式的开创者，相比 MONALEESA3 和 MONARCH2 研究，其纳入的人群有更多后线患者入组，年轻患者比例更多，PALOMA-3 研究的 OS 结果奠定了 CDK4/6 抑制剂联合氟维司群在激素受体阳性/HER2 阴性晚期乳腺癌治疗中的地位。

• **阿贝西利＋氟维司群**（MONARCH2 研究——国际多中心、随机、双盲、Ⅲ期研究）[9,10]

每 4 周为 1 个周期。

—阿贝西利：150mg，口服，每日 2 次；

—氟维司群：500mg，肌内注射，每 28 天 1 次（第 1 周期的第 15 天强化一次）。

适用人群

入组了全球 19 个国家、142 个研究中心的 669 例患者，均为激素受体阳性/HER2 阴性绝经前或绝经后晚期乳腺癌，内分泌治疗耐药（新辅助内分泌治疗期间或辅助内分泌治疗期间或结束后 1 年内复发；一线内分泌治疗期间进展），未接受化疗并且不超过 1 种内分泌治疗，ECOG 评分≤1 分（入组时间：2014 年 8 月到 2015 年 12 月）。

疗效

669 例患者按 2∶1 的比例随机分为两组：446 例接受阿贝西利联合氟维司群治疗，223 例接受安慰剂联合氟维司群治疗、阿贝西利＋氟维司群组与安慰剂＋氟维司群组相比，中位 PFS 显著延长（16.4 个月 vs. 9.3 个月；HR＝0.553，95% CI 0.449～0.681；P＜0.001），3 年 PFS 率分别为 29.9%和 10.1%；至化疗开始时间分别为 50.2 个月和 22.1 个月（HR＝0.625，95% CI 0.501～0.779；P＜0.001）；中位 OS 分别为 46.7 个月和 37.3 个月（HR＝0.757；95% CI 0.606～0.945；P＝0.01）；在有可测量病灶的患者中，阿贝西利＋氟维司群组与安慰剂＋氟维司群组的 ORR 分别为 48.1%（95% CI 42.6%～53.6%）和 21.3%（95% CI 15.1%～27.6%）。

安全性

阿贝西利＋氟维司群（n＝441）治疗常见不良反应发生率

不良反应 （各组发生率≥10%）	所有级别	3 级	4 级
腹泻	86.4%	13.4%	0
中性粒细胞减少	46.0%	23.6%	2.9%
恶心	45.1%	2.7%	—

续表

不良反应（各组发生率≥10%）	所有级别	3级	4级
疲乏	39.9%	2.7%	—
腹痛	35.4%	2.5%	—
贫血	29.0%	7.0%	0.2%
白细胞减少	28.3%	8.6%	0.2%
食欲下降	26.5%	1.1%	0
呕吐	25.9%	0.9%	0
头痛	20.2%	0.7%	—
味觉障碍	17.9%	—	—
脱发	15.6%	—	—
血小板减少	15.6%	2.0%	1.4%
口腔炎	15.2%	0.5%	0
便秘	13.6%	0.7%	0
ALT升高	13.4%	3.9%	0.2%
咳嗽	13.4%	0	—
瘙痒	12.9%	0	—
头晕	12.5%	0.7%	—
AST升高	12.2%	2.3%	0
血肌酐升高	11.8%	0.9%	0
关节痛	11.6%	0.2%	—
外周水肿	11.6%	0	—
皮疹	11.1%	1.1%	0
上呼吸道感染	11.1%	0	0
呼吸困难	10.9%	2.5%	0.2%
发热	10.9%	0.5%	0.2%
肌无力	10.7%	0.9%	—
潮热	10.4%	0	—
体重下降	10.4%	0.2%	—
背痛	9.5%	0.7%	—

• **阿贝西利+非甾体芳香化酶抑制剂（NSAI）**（MONARCH3研究——国际多中心、随机、双盲、Ⅲ期研究）[11-13]

每4周为1个周期。

—阿贝西利：150mg，口服，每日2次；

—NSAI：阿那曲唑1mg或来曲唑2.5mg，口服，每日1次。

适用人群

入组了全球22个国家、158个中心的493例患者，均为绝经后、转移或局部复发并且没有经过系统性治疗的激素受体阳性/HER2阴性晚期乳腺癌患者，如果给予新辅助或辅助性内分泌治疗，则内分泌治疗完成后需有12个月以上的无病期间隔，ECOG评分≤1分（入组时间：2014年11月到2015年11月）。

疗效

493例患者按2∶1随机分为两组：328例接受阿贝西利联合NSAI治疗，165例接受安慰剂联合NSAI治疗，用于安全性数据分析的两组患者分别为327例和161例；中位随访时间26.7个月，阿贝西利联合NSAI治疗组与对照组相比，中位PFS显著延长（29.0个月 vs. 14.8个月；HR＝0.540，95% CI 0.418～0.698；P＜0.001），中位OS分别为66.8个月和53.7个月（HR＝0.804，95% CI 0.637～1.015；P＝0.0664）；在有可测量病灶的患者中，阿贝西利联合NSAI治疗组与对照组的ORR分别为62.5%（95% CI 56.7%～68.2%）和44.7%（95% CI 36.2%～53.2%）（P≤0.001）。

安全性

阿贝西利＋NSAI（n＝327）治疗常见不良反应发生率

不良反应（各组发生率≥15%）	所有级别	3级	4级
腹泻	82.3%	9.5%	0
中性粒细胞减少	43.7%	22.0%	1.8%
疲乏	41.3%	1.8%	—
恶心	41.3%	1.2%	—
贫血	31.5%	7.0%	0
腹痛	31.2%	1.8%	—
呕吐	30.3%	1.5%	0
脱发	27.5%	—	—
食欲下降	26.3%	1.5%	0
白细胞减少	22.0%	8.3%	0.3%
血肌酐升高	20.5%	1.8%	0.3%
头痛	19.9%	0.9%	—
ALT升高	17.4%	6.1%	0.3%
关节痛	17.4%	0	—
便秘	17.4%	0.6%	0
AST升高	16.8%	3.7%	0
背痛	15.9%	0.9%	—
皮疹	15.3%	0.9%	0

• **阿贝西利+内分泌药物**（MONARCH plus 研究——国际多中心、随机、双盲、Ⅲ期研究）[14]

每 4 周为 1 个周期。

—阿贝西利：150mg，口服，每日 2 次，连续口服；

—内分泌药物：NSAI 或氟维司群

NSAI：阿那曲唑 1mg 或来曲唑 2.5mg，口服，每日 1 次；

氟维司群：500mg，肌内注射，每 28 天 1 次（第 1 周期的第 15 天强化一次）。

适用人群

入组了来自中国、巴西、印度和南非的 45 个中心的 463 例患者，均为激素受体阳性/HER2 阴性晚期乳腺癌、绝经后患者，有可测量的病灶或无可测量病灶仅有骨转移，ECOG 评分≤1 分。研究分为队列 A 和队列 B：队列 A 要求患者为既往没有接受过系统性治疗的转移或局部复发性疾病，完成辅助内分泌治疗 1 年以上或没有接受辅助内分泌治疗后复发，或完成辅助内分泌治疗小于 1 年或正在接受辅助内分泌治疗（除外来曲唑或阿那曲唑）时复发或首诊Ⅳ期没有接受过内分泌治疗；队列 B 要求患者既往在辅助内分泌治疗期间使用来曲唑或阿那曲唑或 1 年内复发、进展后未再接受内分泌治疗或从辅助内分泌治疗完成 1 年以上，接受一线内分泌治疗之后复发，首诊 4 期，复发转移性阶段不超过一线内分泌治疗且以前没有化疗治疗（入组时间：2016 年 12 月 9 日到 2019 年 3 月 29 日）。

疗效

队列 A 纳入 306 例患者，其中 207 例接受阿贝西利联合 NSAI 治疗，99 例接受安慰剂联合 NSAI 治疗，阿贝西利治疗组的中位 PFS 未达到，安慰剂组为 14.7 个月（HR=0.499，95% CI 0.346～0.719；P=0.0001），在有可测量病灶的患者人群中，两组的 ORR 分别为 65.9%和 36.1%（P<0.0001）；队列 B 纳入 157 例患者，其中 104 例接受阿贝西利联合氟维司群治疗，53 例接受安慰剂联合氟维司群治疗，阿贝西利组的中位 PFS 较安慰剂组显著延长，分别为 11.5 个月和 5.6 个月（HR=0.376，95% CI 0.240～0.588；P<0.0001）；在有可测量病灶的患者人群中，两组的 ORR 分别为 50.0%和 10.5%（P<0.0001）。

安全性

阿贝西利+NSAI（n=205）[a] 治疗常见不良反应发生率（队列 A）

不良反应 （各组发生率≥10%）	所有级别	3 级	4 级
中性粒细胞减少	80.0%	25.9%	0.5%

续表

不良反应 （各组发生率≥10%）	所有级别	3级	4级
腹泻	80.0%	3.9%	0
白细胞减少	76.1%	12.7%	0.5%
贫血	62.0%	11.2%	0
血小板减少	44.4%	5.4%	0
ALT升高	34.6%	5.4%	0.5%
AST升高	34.6%	3.9%	0.5%
疲乏	29.3%	0.5%	0
恶心	26.8%	0	0.5%
食欲下降	23.4%	0	0
体重减轻	18.5%	0	0
腹痛	17.6%	1.0%	0
淋巴细胞减少	16.6%	5.9%	0
呕吐	15.6%	1.5%	0.5%
上呼吸道感染	15.1%	0	0
咳嗽	15.1%	0	0
失眠	12.2%	0	0
血肌酐升高	11.7%	0	0
疼痛	10.2%	0	0

a为用于安全性数据分析的患者数。

阿贝西利＋氟维司群（$n=104$）[a]治疗常见不良反应发生率（队列B）

不良反应 （各组发生率≥10%）	所有级别	3级	4级
白细胞减少	82.7%	22.1%	0
中性粒细胞减少	80.8%	28.8%	1.0%
腹泻	78.8%	1.9%	0
贫血	70.2%	10.6%	0
血小板减少	41.3%	2.9%	0
ALT升高	34.6%	5.8%	0
AST升高	30.8%	1.9%	1.0%
疲乏	23.1%	0	0
食欲下降	22.1%	0	0
血肌酐升高	21.2%	1.0%	0
淋巴细胞减少	21.2%	10.6%	1.0%
呕吐	19.2%	1.0%	0

续表

不良反应（各组发生率≥10%）	所有级别	3级	4级
恶心	18.3%	1.0%	0
腹痛	14.4%	1.0%	0
体重减轻	14.4%	0	0
上呼吸道感染	13.5%	0	0
失眠	12.5%	0	0
咳嗽	11.5%	0	0

a为用于安全性数据分析的患者数。

专家点评

对于内分泌治疗耐药的患者，以氟维司群为基础，联合CDK4/6抑制剂治疗均获得了显著PFS的临床获益。MONARCH2的阳性OS结果最终彰显了氟维司群联合CDK4/6抑制剂对内分泌治疗失败的晚期HR+乳腺癌患者的卓越疗效，无论绝经状态，中位OS显著延长了9.4个月，至化疗开始时间延长，生活质量得以改善。CDK4/6抑制剂阿贝西利联合内分泌治疗在中国等国家的绝经后晚期激素受体阳性/HER2阴性乳腺癌患者中，显示出了具有明确临床意义的PFS改善，并且拥有良好的安全性以及耐受性。基于MONARCH plus研究的结果，阿贝西利在中国同时获批了其联合芳香化酶抑制剂以及联合氟维司群两项适应证：与芳香化酶抑制剂联合用于激素受体阳性/HER2阴性、局部晚期或转移性、绝经后女性乳腺癌患者的初始内分泌治疗，或与氟维司群联合用于内分泌治疗失败的晚期或转移性激素受体阳性/HER2阴性女性乳腺癌患者。阿贝西利成为目前中国大陆唯一拥有联合氟维司群适应证的CDK4/6抑制剂。尽管几个Ⅲ期研究没有直接进行头对头的对比研究，但基于总生存数据的差异，美国国立综合癌症网络（NCCN）指南对几个CDK4/6抑制剂在推荐级别上略有差异。考虑MONALEESA-2研究[15-17]的OS获益，NCCN2024第3版本对芳香化酶抑制剂联合瑞波西利标注了1类证据。在国内，考虑药物价格、疗效和医保等因素，无论是中国临床肿瘤学会（CSCO）指南还是《中国抗癌协会与中华医学会肿瘤学分会乳腺癌诊治指南与规范（2025年版精要本）》（CBCS指南），对晚期一线CDK4/6抑制剂联合内分泌药物时并未进行区分，临床上应更多地从患者角度出发选择最合适的一款药物。虽然有很多原因，但仍无法否认MONARCH3研究的OS结果确实未达到统计学意义。OS一直是临床研究中的金标准，但临床医生同样看重临床获益。在临床实践中，既要参考临床研究的结果，也要结合患者既往的治疗和患者的基线状态、合并症情况、药物可及性和经济性等多维度进行评估，为患者提供最佳和最合适的治疗方案。

• **瑞波西利＋来曲唑**（MONALEESA-2 研究——国际多中心、随机、双盲Ⅲ期研究）[15-17]

每 4 周为 1 个周期。

—瑞波西利：600mg，口服，每日 1 次，连续服用 3 周，停药 1 周；

—来曲唑：2.5mg，口服，每日 1 次，连续口服。

适用人群

入组了全球 223 个研究中心 668 例患者。纳入标准：绝经后女性、激素受体阳性/HER2 阴性的复发或转移性乳腺癌，且既往未接受过针对晚期疾病的系统性治疗，具有可测量病灶（根据实体肿瘤疗效评价标准 1.1 版进行评估），或者至少有 1 个主要为溶骨性病变的骨病变，并且符合 ECOG 体能状态评分 0～1 分，且具有足够的骨髓和器官功能（入组时间：2014 年 1 月 24 日到 2015 年 3 月 24 日）。

疗效

668 例患者按 1∶1 比例随机分配到 2 个治疗组——334 例接受瑞波西利联合来曲唑治疗；334 例接受安慰剂联合来曲唑治疗。在截止到 2017 年 1 月 2 日平均随访期（26.4 个月）之后，相较于安慰剂联合来曲唑组（安慰剂组），瑞波西利联合来曲唑组（瑞波西利组）PFS 显著获益（HR＝0.568，95% CI 0.457～0.704；$P=9.63\times10^{-8}$），中位 PFS 为 25.3 个月（95% CI 23～30.3）。最终疗效和安全性分析基于 400 例事件，中位随访时间为 80.0 个月（数据截止日期为 2021 年 6 月 10 日）。截至数据截止日期，接受瑞波西利联合来曲唑治疗的患者中有 30 例（9.0%）和接受安慰剂联合来曲唑治疗的患者中有 17 例（5.1%）仍在接受治疗。大多数患者因疾病进展而停止治疗（瑞波西利组为 61.1%，安慰剂组为 78.7%）。与安慰剂组相比，瑞波西利组的中位总生存期（OS）显著延长了 12.5 个月（63.9 个月 vs. 51.4 个月；HR＝0.76，95% CI 0.63～0.93；P＝0.004）。瑞波西利组的 OS 获益随时间增加不断增加，4 年时增加 5.7%，5 年时增加 8.4%，6 年时增加 12.2%。在 6 年时，瑞波西利组的 OS 率为 44.2%，安慰剂组为 32%。

安全性

瑞波西利联合来曲唑治疗的不良反应发生率

不良反应	任意级别	3 级	4 级
中性粒细胞减少	74.3%	49.7%	9.6%
恶心	51.5%	2.4%	0
感染	50.3%	3.6%	0.6%
疲劳	36.5%	2.1%	0.3%
腹泻	35%	1.2%	0

续表

不良反应	任意级别	3 级	4 级
脱发	33.2%	NA	NA
白细胞减少	32.9%	19.8%	1.2%
呕吐	29.3%	3.6%	0
关节痛	27.2%	0.6%	0.3%
便秘	24.9%	1.2%	0
头痛	22.2%	0.3%	0
潮热	21%	0.3%	0
背痛	19.8%	2.1%	0
咳嗽	19.5%	0	NA
贫血	18.6%	0.9%	0.3%
食欲下降	18.6%	1.5%	0
皮疹	17.1%	0.6%	0
ALT 升高	15.6%	7.5%	1.8%
AST 升高	15%	4.8%	0.9%

- **瑞波西利+氟维司群**（MONALEESA-3 研究——国际多中心、随机、双盲、安慰剂对照、Ⅲ期研究）[18-21]

每 4 周为 1 个周期。

—瑞波西利：600mg，口服，每日 1 次，连续服药 3 周，停药 1 周；

—氟维司群：500mg，肌内注射，每 28 天 1 次（第 1 周期的第 15 天强化一次）。

适用人群

共入组 27 个国家 177 家医院一线或二线内分泌治疗的激素受体阳性/HER2 阴性绝经后晚期乳腺癌患者。研究入组包含了严格定义中的一线内分泌治疗患者（晚期乳腺癌既往未接受内分泌治疗的患者、新辅助或辅助内分泌治疗结束 12 个月以上疾病进展的患者），以及二线内分泌治疗患者（新辅助或辅助内分泌治疗结束后 12 个月内出现疾病进展的患者、晚期经雌激素拮抗剂或芳香化酶抑制剂一线内分泌治疗后再次进展的患者）（入组时间：2015 年 6 月至 2016 年 6 月）。

疗效

共入组 726 例患者，按 2∶1 的比例随机分配为瑞波西利＋氟维司群组（n＝484 例）或安慰剂＋氟维司群组（n＝242 例）。瑞波西利＋氟维司群组与安慰剂＋氟维司群组相比，中位 PFS 显著延长，分别为 20.5 个月和 12.8 个月（HR＝0.593，95%CI 0.480～0.732；P＝0.00000041），瑞波西利＋氟维司群组的相对进展风险降低了 41%。基于 BIRC 的 PFS 分析支持了主要疗效结果（HR＝0.492，

95%CI 0.345～0.703)。在数据截止日期（2022年1月12日）时，中位随访时间为70.8个月；一线瑞波西利＋氟维司群组和安慰剂＋氟维司群组分别有16.5%和8.6%的患者继续接受治疗。一线亚组中，瑞波西利＋氟维司群组较安慰剂＋氟维司群组的中位PFS也显著延长，分别为33.6个月和19.2个月（HR＝0.55)。一线亚组中，瑞波西利＋氟维司群组较安慰剂＋氟维司群组OS更获益（中位OS为67.6个月 vs. 51.8个月；HR＝0.67，95%CI 0.50～0.90)。瑞波西利＋氟维司群组与安慰剂＋氟维司群组的5年OS率分别为56.5%和42.1%。

安全性

瑞波西利联合氟维司群治疗的不良反应发生率

不良反应	任意级别	3级	4级
中性粒细胞减少	69.6%	46.6%	6.8%
恶心	45.3%	1.4%	0
疲劳	31.5%	1.7%	0
腹泻	29%	0.6%	0
白细胞减少	28.4%	13.5%	0.6%
呕吐	26.7%	1.4%	0
便秘	24.8%	0.8%	0
关节痛	24%	0.6%	0
咳嗽	21.7%	0	0
头痛	21.5%	0.8%	0
瘙痒	19.9%	0.2%	0
脱发	18.6%	0	0
皮疹	18.4%	0.4%	0
背痛	17.6%	1.7%	0
贫血	17.2%	3.1%	0
食欲下降	16.1%	0.2%	0
四肢疼痛	13.7%	0.6%	0
潮红	13.3%	0	0

• **瑞波西利＋他莫昔芬或NSAI＋戈舍瑞林**（MONALEESA-7研究——国际多中心、前瞻性、随机、双盲安慰剂对照Ⅲ期研究）[22-25]

每4周为1个周期。

—瑞波西利：600mg，每日口服，连续服用3周，停药1周。

—他莫昔芬：20mg/d，每日口服；或NSAI（来曲唑2.5mg，每日口服；阿那曲唑1mg，每日口服)。

—戈舍瑞林：3.6mg，皮下注射，每28天给药1次。

适用人群

入组了30个国家/地区的188个试验中心的672例患者，均为经组织学或细胞学证实的局部复发且不适合根治性治疗或有转移的18～59岁绝经前/围绝经期激素受体阳性/HER2阴性晚期乳腺癌女性患者。绝经前或围绝经期状态的定义为存在月经周期或处于绝经前血清雌二醇/促卵泡激素水平。患者既往最多接受过一线化疗，但不允许既往接受过CDK4/6抑制剂治疗（入组时间：2014年12月17日到2016年8月1日）。

疗效

672例患者按1∶1的比例随机分配到两个治疗组——335例接受瑞波西利＋他莫昔芬或NSAI＋戈舍瑞林治疗，337例接受安慰剂＋他莫昔芬或NSAI＋戈舍瑞林治疗，两组治疗均持续到疾病进展、不可接受的毒性、死亡或因任何其他原因停药。与安慰剂组相比，瑞波西利组患者的PFS显著延长，中位PFS为23.8个月 vs. 13个月（HR＝0.55；P＜0.0001），其中，亚洲人群中位PFS达30.4个月；OS同样显著延长，中位OS分别为58.7个月和48个月（HR＝0.76，95%CI 0.61～0.96），疾病进展或死亡的风险降低24%；4年生存率为60% vs. 50%，54个月生存率为53% vs. 44%。瑞波西利可显著改善患者生活质量，是唯一获得ESMO-MCBS满分5分的CDK4/6抑制剂。

安全性

瑞波西利＋他莫昔芬或NSAI＋戈舍瑞林治疗常见不良反应发生率

不良反应	1～2级	3级	4级
中性粒细胞减少	15%	51%	10%
潮热	34%	＜1%	0
恶心	31%	1%	0
白细胞减少	17%	13%	1%
关节痛	29%	1%	0
疲劳	22%	1%	0
头痛	23%	0	0
贫血	18%	3%	0
腹泻	19%	1%	0
呕吐	18%	1%	0
脱发	19%	NA	NA
背痛	17%	1%	0
便秘	16%	0	0
发热	15%	1%	0
咳嗽	15%	0	NA
皮疹	13%	＜1%	0

续表

不良反应	1～2 级	3 级	4 级
ALT 升高	7%	5%	0
虚脱	12%	1%	0
失眠	13%	0	0
AST 升高	8%	4%	0
上呼吸道感染	11%	1%	0
心电图 QT 间期延长	10%	1%	0
腹痛	10%	1%	<1%
肌痛	10%	0	0
四肢疼痛	10%	0	0
口腔炎	10%	1%	0
瘙痒	9%	0	0
食欲下降	8%	1%	0
肌肉骨骼疼痛	9%	<1%	0
尿路感染	9%	<1%	0
高血压	5%	3%	0
骨痛	8%	<1%	0
皮肤干燥	8%	0	NA
口咽疼痛	8%	0	0
头晕	7%	<1%	0
抑郁症	6%	0	0
呼吸困难	5%	1%	<1%
外周水肿	5%	<1%	0
血小板减少	5%	1%	0
病毒性上呼吸道感染	6%	0	0
乳房疼痛	5%	0	0
非心源性胸痛	5%	0	0
γ-谷氨酰转移酶升高	3%	2%	<1%
上腹痛	5%	0	0
流感	4%	1%	0
肌肉骨骼性胸痛	2%	<1%	0

• **瑞波西利 + NSAI + 戈舍瑞林**（RIGHT Choice 研究——国际多中心、随机、开放标签、Ⅱ期研究）[26]

每 4 周为 1 个周期。

—瑞波西利：600mg，口服，每日 1 次，连续服用 3 周，停药 1 周；

—来曲唑 2.5mg 或阿那曲唑 1mg，口服，每日 1 次，连续口服；

—戈舍瑞林：3.6mg，皮下注射，每 28 天给药 1 次。

适用人群

入组了全球13个国家的222例患者，均为18～59岁绝经前/围绝经期（以下简称绝经前）的HR阳性（百分比>10%）/HER2阴性晚期乳腺癌女性患者，且既往未接受过激素治疗或任何化疗，ECOG PS评分0～2分（入组时间：2019年3月4日到2021年11月16日）。

疗效

222例患者按1∶1的比例随机分配到两个治疗组——112例接受瑞波西利联合内分泌（瑞波西利＋来曲唑或阿那曲唑）治疗；110例接受联合化疗（研究者选择，多西他赛＋卡培他滨、紫杉醇＋吉西他滨或卡培他滨＋长春瑞滨）治疗。150例患者（67.6%）有症状性内脏转移，41例患者（18.5%）有研究者判断的快速疾病进展，31例患者（14.0%）有症状性非内脏疾病。总体上，106例患者（47.7%）发生研究者评估的内脏危象。瑞波西利联合内分泌治疗较联合化疗晚期一线治疗显著提高了PFS（21.8个月 vs. 12.8个月，HR＝0.61，P＝0.003）。瑞波西利组与化疗组的总缓解率分别为66.1%和61.8%，至中位缓解时间相似，分别为4.9个月和3.2个月（HR＝0.76，95% CI 0.55～1.06）。

安全性

瑞波西利联合内分泌治疗常见不良反应发生率

不良反应	所有级别	3级	4级
中性粒细胞减少	84%	51%	9%
白细胞减少	49%	25%	0
贫血	36%	5%	0
ALT升高	20%	5%	0
AST升高	20%	7%	0
恶心	12%	0	0
脱发	11%	0	0
呕吐	7%	1%	0
腹泻	3%	0	0
疲劳	8%	0	0
手足综合征	3%	0	0

专家点评

MONALEESA-2研究证实了瑞波西利联合来曲唑在HR阳性/HER2阴性局部晚期及复发转移乳腺癌治疗中的有效性和安全性，自2016年首次数据公布以来，MONALEESA-2研究不断更新数据，充分证实了瑞波西利对绝经后HR阳性/

HER2 阴性晚期乳腺癌患者的生存及生活质量优势。MONALEESA-2 研究 2019 年最终分析 PFS 结果，其 PFS 的获益与首次中期 PFS 结果一致，中位 PFS 25.3 个月，中位缓解持续时间达 26.7 个月，且亦可维持患者生活质量。2021 年在随访 80 个月，公布的 OS 数据达 63.9 个月，相比安慰剂延长 12.5 个月，相对降低死亡风险 24%，且 OS 获益随时间增加。MONALEESA-2 研究也成为绝经后人群中第一个也是唯一一个带来 OS 阳性结果的 CDK4/6 抑制剂Ⅲ期临床试验。

MONALEESA-3 研究是首个用于评估 CDK4/6 抑制剂联合氟维司群一线治疗晚期乳腺癌的临床研究。同时该研究入组了较多的一线治疗患者（50%），瑞波西利＋氟维司群一线治疗的探索性分析报告了迄今为止晚期乳腺癌Ⅲ期临床研究中一线治疗人群的最长中位 OS（67.6 个月），死亡风险相对降低 33%。早期 CDK4/6 抑制剂联合氟维司群的“强强联合”，可有效改善患者预后并延缓化疗的应用。同时，较长的无化疗间期使我们对激素受体阳性晚期乳腺癌的内分泌治疗更有信心。瑞波西利的 OS 获益随着随访时间的延长可以继续维持，进一步巩固了瑞波西利在 HR 阳性/HER2 阴性晚期乳腺癌中的一线治疗地位。

相对绝经后，绝经前乳腺癌更具有侵袭性，同时由于绝经前患者往往承担着重要的社会与家庭角色，使其成为一个特殊群体，在我国绝经前乳腺癌患者的发病高峰在 45～55 岁，较西方国家年轻且发病率高。既往 CDK4/6 抑制剂一线治疗激素受体阳性/HER2 阴性晚期乳腺癌的大型临床研究探索的都是绝经后患者的治疗疗效和安全性，而 MONALEESA-7 研究是全球首个将 CDK4/6 抑制剂应用于绝经前/围绝经期激素受体阳性/HER2 阴性晚期乳腺癌一线治疗的大型临床试验。瑞波西利联合他莫昔芬或 NSAI＋戈舍瑞林不仅可以改善患者的中位 PFS，同时 OS 也有显著获益，在有显著疗效的同时，也能显著改善患者生活质量，证实了 CDK4/6 抑制剂也可以进军绝经前乳腺癌领域，且年轻乳腺癌患者或许更能从瑞波西利治疗中获益，为广大绝经前/围绝经期激素受体阳性/HER2 阴性晚期乳腺癌患者带来治疗新希望。

CDK4/6 抑制剂联合内分泌治疗（ET）是激素受体阳性/HER2 阴性晚期乳腺癌标准一线治疗，但是对于高侵袭性如症状性内脏转移、快速疾病进展或内脏危象、明显的症状性非内脏疾病的激素受体阳性/HER2 阴性晚期乳腺癌患者，缺乏 CDK4/6 抑制剂联合 ET 与联合化疗（CT）方案的头对头比较的研究。RIGHT Choice 的研究结果增强了此类患者临床用药的信心：与联合 CT 相比，CDK4/6 抑制剂瑞波西利＋ET 能够大幅度改善患者的 PFS，可延长 PFS 近 1 年，并且具有更好的耐受性和安全性。另外，从患者治疗角度来看，口服 CDK4/6 抑制剂和 ET 药物，以及皮下注射戈舍瑞林，在用药体验上更优于静脉给药的 CT 方案，更利于长时间用药，进一步提高患者治疗依从性，有望为更多晚期患者带来生存福音。

随着 CDK4/6 抑制剂在国内药物可及性的不断提升，很大比例的激素受体阳性/HER2 阴性晚期乳腺癌患者会在一线或者二线接受 CDK4/6 抑制剂联合内分泌治疗，CDK4/6 抑制剂治疗失败后是否可更换另一种 CDK4/6 抑制剂成为临床中面临的问题。MAINTAIN 研究[27]是首个证实在晚期激素受体阳性/HER2 阴性乳腺癌中 CDK4/6 抑制剂治疗失败后对 CDK4/6 抑制剂瑞波西利进行跨线再挑战仍带来生存获益且安全性可耐受的前瞻性随机对照临床研究。CDK4/6 抑制剂失败后尚无标准治疗，可选的治疗策略包括内分泌治疗联合 PI3K 抑制剂（*PIK3CA* 突变人群）、依维莫司、HDAC 抑制剂等，MAINTAIN 研究提供了 CDK4/6 抑制剂治疗失败后跨线使用瑞波西利联合内分泌治疗的证据。

• **达尔西利 + NSAI**（DAWNA-2 研究——国内多中心、随机、双盲、安慰剂对照、Ⅲ期研究）[28]

每 4 周为 1 个周期。

—达尔西利：150mg，口服，每日 1 次，连续服用 3 周停 1 周；

—内分泌治疗：来曲唑 2.5mg 或阿那曲唑 1mg，口服，每日 1 次，连续口服。

适用人群

筛选了中国不同地区 42 个中心符合入组标准的 456 例患者。入组标准：年龄为 18～75 岁、经病理学证实为激素受体阳性/HER2 阴性未经晚期治疗的乳腺癌患者，无论绝经状态如何（绝经前/围绝经期和绝经后患者），ECOG 评分为 0～1 分（入组时间：2019 年 7 月 19 日到 2020 年 12 月 25 日）。

疗效

456 例患者随机分配到达尔西利组（303 例，达尔西利联合来曲唑或阿那曲唑）和安慰剂组（153 例，安慰剂联合来曲唑或阿那曲唑），中位随访时间 21.6 个月。相比安慰剂组，研究者评估的达尔西利组患者中位 PFS 显著延长 12.4 个月［30.6 个月（95% CI 30.6～NR）vs. 18.2 个月（95% CI 16.5～22.5）；HR＝0.51（95% CI 0.38～0.69）；单侧 log-rank $P<0.0001$］。IRC 评估的中位 PFS［NR（95% CI NR～NR）vs. 22.5 个月（95% CI 17.0～NR）；HR＝0.50（95% CI 0.36～0.70）］与研究者评估的结果一致。无论绝经后还是绝经前/围绝经期（其中 97% 同时使用戈舍瑞林）患者，达尔西利组研究者评估的中位 PFS 显著长于安慰剂组。达尔西利组客观缓解率（ORR）绝对提升 9.7%（57.4% vs. 47.7%）。

安全性

达尔西利组治疗常见不良反应发生率

不良反应	任何级别	≥3 级
血液学毒性		
中性粒细胞减少	99%	86%
白细胞减少	98%	66%

续表

不良反应	任何级别	≥3 级
贫血	67%	7%
血小板减少	53%	4%
淋巴细胞减少	13%	3%
非血液学毒性		
AST 升高	31%	2%
ALT 升高	27%	<1%
尿路感染	23%	0
高血糖	21%	0
恶心	18%	0
关节痛	16%	0
乏力	14%	<1%
高尿酸血症	14%	0
低钾血症	14%	1%
血肌酐升高	13%	0
γ-谷氨酰转移酶升高	13%	1%
心电图 QT 间期延长	16%	4%
皮疹	11%	<1%
体重增加	11%	0
呕吐	11%	0
低磷血症	11%	0
上呼吸道感染	10%	<1%
腹泻	10%	0
血清碱性磷酸酶升高	6%	<1%
低血压	6%	1%
肺炎	5%	2%

• **达尔西利＋氟维司群**（DAWNA-1 研究——国内多中心、随机、双盲、安慰剂对照、Ⅲ期研究）[29,30]

每 4 周为 1 个周期。

—达尔西利：150mg，口服，每日 1 次，连续服用 3 周停 1 周；

—氟维司群：500mg，肌内注射，每 28 天给药 1 次（第 1 周期的第 15 天强化一次）。

适用人群

筛选了全国不同地区符合入组标准的 361 例患者。入组标准：经病理学证实激素受体阳性/HER2 阴性未经晚期治疗的乳腺癌患者，无论绝经状态如何，ECOG 评分为 0～1 分，先前经内分泌治疗而疾病进展，允许接受一线化疗以下的复发或转移性乳腺癌（入组时间：2019 年 6 月 25 日到 2020 年 9 月 2 日）。

疗效

361 例患者随机分配到达尔西利组（241 例，达尔西利联合氟维司群）和安慰剂组（120 例，安慰剂联合氟维司群）。数据截至 2022 年 3 月 25 日，中位随访时间 25.2 个月，相比安慰剂组，研究者评估的达尔西利组中位 PFS 显著延长 9.4 个月（16.6 个月 vs. 7.2 个月，$P<0.0001$）。达尔西利组客观缓解率（ORR）绝对提升 12.4%（35.7% vs. 23.3%），达尔西利组与安慰剂组中位缓解时间为 20.8 个月（95% CI 17.2～NR）和 10.2 个月（95% CI 7.3～21.7）。达尔西利组在绝经后女性[HR＝0.44（95% CI 0.31～0.62）]和绝经期/围绝经期[HR＝0.55（95% CI 0.3～0.82）]女性中获益一致。至首次后续化疗的时间，达尔西利组的获益优于安慰剂组[中位时间，24.0 个月（95% CI 20.2～NR）vs. 11.8 个月（95%CI 9.0～14.5）；HR＝0.61（95% CI 0.46～0.82），单侧 $P=0.0005$]。

安全性

达尔西利组治疗常见不良反应发生率

不良反应	任何级别	≥3 级
血液学毒性		
中性粒细胞减少	97.9%	86.3%
白细胞减少	97.9%	69.6%
贫血	67.9%	5.8%
血小板减少	61.7%	7.9%
淋巴细胞减少	18.3%	6.6%
非血液学毒性		
AST 升高	28.3%	1.7%
ALT 升高	22.1%	0.4%
恶心	19.6%	0.4%
尿路感染	18.3%	0
虚弱	16.3%	0.4%
皮疹	15.8%	0
高血糖症	15%	0
上呼吸道感染	13.8%	1.3%
血肌酐升高	13.3%	0
GGT 升高	12.9%	0.8%
低钾血症	12.9%	0.8%
高甘油三酯血症	12.5%	0.4%
头痛	12.5%	0

续表

不良反应	任何级别	≥3 级
关节痛	12.1%	0
咳嗽	12.1%	0
低白蛋白血症	12.1%	0
瘙痒症	10.8%	0
腹泻	10.4%	0
低钙血症	10.4%	0.4%
头晕	10%	0
口腔炎	10%	0.4%
高胆固醇血症	5.8%	0

专家点评

达尔西利最终得以在国内获批上市，得益于其注册Ⅲ期临床研究 DAWNA-1 的大获成功。DAWNA-1 研究旨在评价 CDK4/6 抑制剂达尔西利联合氟维司群对比安慰剂联合氟维司群治疗内分泌治疗复发的激素受体阳性/HER2 阴性晚期乳腺癌的疗效与安全性。达尔西利显著改善了晚期乳腺癌患者的无进展生存期（PFS）。作为中国 1.1 类创新药物的达尔西利以及中国学者的研究成果，得到了国际同行的认可。在 CDK4/6 抑制剂用于经治激素受体阳性/HER2 阴性晚期乳腺癌的研究中，DAWNA-1 研究的数据非常出色，接受达尔西利联合氟维司群治疗的患者中位 PFS 达 16.6 个月（研究者评估），显著高于对照组的 7.2 个月，绝对值提高了 8.5 个月；同时患者疾病进展或死亡风险降低 58%（HR＝0.42，排除疫情影响，HR＝0.40）。此外，至首次后续化疗时间的评估结果显示，与安慰剂组相比，达尔西利组至首次后续化疗时间的风险降低 53%（HR＝0.47）。在不良反应方面，达尔西利的不良反应很单一，最常见的 3 级或 4 级不良反应为中性粒细胞减少（86.3%）和白细胞减少（69.6%）。然而，达尔西利组 3 级或以上中性粒细胞减少症持续时间仅为 3d，无发热性中性粒细胞减少的病例报告，没有因血液学不良反应而停止治疗的患者。同时，达尔西利引入了哌啶结构，消除了谷胱甘肽捕获风险，降低了潜在的肝脏毒性，3 级及以上的 AST 升高比例为 1.7%，3 级及以上 ALT 升高比例为 0.4%，肝脏安全性更优，更适合需长期用药的乳腺癌患者。同时，未观察到腹泻这一不良反应，整体安全可控。与另外 3 个国外的 CDK4/6 抑制剂不同，DAWNA-1 研究入组的是单一人群，是 100%全中国人群。研究真实呈现了中国乳腺癌患者的治疗数据：达尔西利研究组入组人群中，27%在既往解救治疗中接受过化疗，44%为绝经前（围绝经期）人群，更加贴近中国目前的临床诊疗情况。

3.3.3.4　CDK4/6 抑制剂失败后具体方案疗效及安全性

• **瑞波西利＋内分泌治疗**（MAINTAIN 研究——多中心、随机、双盲、安慰剂对照、Ⅱ期研究）[27]

每 4 周为一治疗周期，每 3 周期评价疗效（每 2 周期出现新的疾病症状或体征时进行计划外的放射学/非放射学评估）。

—瑞波西利：600mg，每日 1 次，口服，给药 3 周，停药 1 周。

—内分泌治疗：

① 既往使用过氟维司群：依西美坦 20mg，口服，每日 1 次，第 1～28 天，每 4 周为一周期。

② 既往使用过依西美坦：氟维司群 500mg，肌内注射，每 28 天 1 次（第一周期的第 15 天强化一次）。

③ 既往未用过依西美坦：鼓励使用氟维司群。

适用人群

入组了美国 13 个中心的 119 例患者，均为年龄 18 岁或以上、中心实验室确认 HR 阳性（ER 和/或 PR≥1%）、HER2 阴性、ECOG PS 评分 0～1 分、基线的校正 QT 间期≤450ms、既往针对晚期乳腺癌≤一线化疗、内分泌治疗联合任意 CDK4/6 抑制剂治疗进展的转移性乳腺癌患者。允许纳入稳定的脑转移患者（入组时间：2016 年 5 月到 2021 年 12 月）。

疗效

119 例患者随机分配到两个治疗组：60 例接受瑞波西利联合内分泌治疗；59 例接受安慰剂联合内分泌治疗。瑞波西利联合内分泌治疗较安慰剂联合内分泌治疗显著延长了中位 PFS（5.29 个月 vs. 2.76 个月，$P=0.006$）。安慰剂联合内分泌治疗组发生疾病进展或死亡的风险高于瑞波西利联合内分泌治疗组（HR＝0.57，95% CI 0.39～0.85），瑞波西利联合内分泌治疗组和安慰剂联合内分泌治疗组 6 个月的 PFS 率分别为 41.2%（95% CI 27.8%～54.6%）和 23.9%（95% CI 12.8%～35.0%），12 个月的 PFS 率分别为 24.6%（95% CI 12.5%～36.7%）和 7.4%（95% CI 0.4%～14.3%）。

安全性

瑞波西利联合内分泌治疗组常见不良反应发生率

不良反应	任意级别	3 级	4 级
中性粒细胞减少	71.7%	38.3%	1.7%
贫血	23.3%	1.7%	0

续表

不良反应	任意级别	3级	4级
血小板减少	25%	0	0
ALT 升高	16.7%	0	0
脱发	3.3%	0	0
厌食	10%	0	0
AST 升高	25%	1.7%	0
便秘	0	0	0
咳嗽	3.3%	0	0
腹泻	15%	0	0
QTc 延长	13.3%	1.7%	0
疲劳	33%	2%	0
头痛	8.3%	0	0
潮热	5%	0	0
感染	10%	5%	0
肺炎	3.3%	1.7%	0
皮疹	3.3%	0	0
血栓栓塞事件	1.7%	1.7%	0
呕吐	15%	0	0

• **阿贝西利+氟维司群**（postMONARCH 研究——国际多中心、随机、双盲、Ⅲ期研究）[31]

—阿贝西利：150mg，口服，每日 2 次；

—氟维司群：500mg，肌内注射，每 28 天 1 次（第 1 周期的第 15 天强化一次）。

适用人群

入组了全球 16 个国家、96 个研究中心的 368 例患者，均为激素受体阳性/HER2 阴性晚期乳腺癌男性和绝经前/后女性患者，如果是晚期乳腺癌患者则要求 CDK4/6 抑制剂＋芳香化酶抑制剂（AI）作为初始治疗期间出现疾病进展，如果患者接受了辅助治疗则要求 CDK4/6 抑制剂＋内分泌治疗期间/之后出现疾病复发，无针对进展期乳腺癌（ABC）的其他治疗（入组时间：2022 年 3 月到 2023 年 6 月）。

疗效

368 例患者按 1∶1 的比例随机分为两组：182 例接受阿贝西利联合氟维司群治疗（其中 1 例未接受干预），186 例接受安慰剂联合氟维司群治疗；期中分析由研究者评估的中位 PFS 分别为阿贝西利联合氟维司群组 5.6 个月和安慰剂联合氟维司群组 3.9 个月（HR0.66，95% CI 0.48～0.91；P＝0.01）；阿贝西利联合氟维司群可提高 ORR，由研究者评估的 ORR 分别为阿贝西利联合氟维司群组 17%和安慰剂联合氟维司群组 7%（P＝0.0145），根据 BICR 评估的 ORR 分别为阿贝西利联合氟维司群组 23%和安慰剂联合氟维司群组 8%（P＝0.0008）。

安全性

常见不良反应发生率

	阿贝西利＋氟维司群 (n＝181)
5 级不良反应	0.6%
不良反应导致的剂量减少	30%
不良反应导致的停药	6%

阿贝西利组常见不良反应发生率

不良反应	阿贝西利＋氟维司群 (n＝181)	
	任何级别	≥3 级
任何不良反应	97%	55%
腹泻	75%	4%
中性粒细胞减少	41%	25%
贫血	35%	11%
疲劳	33%	3%
恶心	33%	3%
腹痛	24%	2%
呕吐	20%	2%
血小板减少	18%	4%
食欲不振	18%	1%
白血病	18%	8%
AST 升高	15%	6%
ALT 升高	13%	4%
关节痛	12%	1%
肌酐升高	11%	0
咳嗽	11%	0
静脉血栓	5%	2%
间质性肺疾病	3%	1%

• **艾拉司群**（EMERALD 研究——国际多中心随机、开放标签、多中心Ⅲ期研究）[32]

—艾拉司群：345mg，每天 1 次，连续口服。

适用人群

入组了 477 例患者：ER 阳性、HER2 阴性男性和绝经后女性晚期/转移性乳腺癌；晚期一或二线内分泌治疗期间或之后出现进展或复发，其中一种内分泌治疗与 CDK4/6 抑制剂联合治疗；既往接受≤一线化疗；ECOG 体能状态评分为 0～1 分（入组时间：2019 年 2 月到 2020 年 10 月）。

疗效

477 例患者按 1∶1 比例随机分配到两个治疗组：239 例接受艾拉司群单药治疗；238 例接受研究者选择的内分泌单药治疗。截至 2021 年 9 月，平均随访期 15.1 个月之后，艾拉司群较研究者选择的内分泌单药显著延长了患者的 PFS，降低了 30%的疾病进展或死亡风险（HR=0.70，95% CI 0.55～0.88，*P*=0.018）。在 *ESR1* 突变人群中，降低 45%的疾病进展或死亡风险（HR=0.55，95% CI 0.39～0.77，*P*=0.005）。事后分析显示，既往 CDK4/6 抑制剂使用时间越长获益越大，在 *ESR1* 突变人群中，既往 CDK4/6 抑制剂使用超过 12 个月的中位 PFS 为艾拉司群单药治疗组 8.6 个月 vs. 内分泌单药治疗组 1.9 个月（HR=0.41，95% CI 0.26～0.63）。

安全性

在 EMERALD 研究艾拉司群组中，由于不良反应而导致的停药率为 6%，3%的患者减少了服用药物剂量，15%的患者出现服药中断。

EMERALD 研究接受艾拉司群治疗的不良反应（≥10%）和实验室检查异常（≥10%）

不良反应	任意级别	3 级或 4 级
肌肉骨骼疼痛	41%	7%
恶心	35%	2.5%
呕吐	19%	0.8%
腹泻	13%	0
便秘	12%	0
腹痛	11%	1%
消化不良	10%	0
疲乏	26%	2%
食欲下降	15%	0.8%
头痛	12%	2%
潮热	11%	0

续表

不良反应	任意级别	3 级或 4 级
实验室检查异常		
胆固醇升高	30%	1%
天门冬氨酸氨基转移酶升高	29%	0
甘油三酯升高	27%	2%
丙氨酸氨基转移酶升高	17%	0
钠降低	16%	1%
肌酐升高	16%	0
血红蛋白减少	26%	1%

专家点评

MAINTAIN 研究显示，既往 CDK4/6 抑制剂＋内分泌治疗（ET）进展（包括 85%哌柏西利、10%瑞波西利、3%阿贝西利经治）的激素受体阳性/HER2 阴性晚期乳腺癌患者，换用瑞波西利＋氟维司群/依西美坦，中位 PFS 有一定获益（5.29 个月 vs. 2.76 个月；HR＝0.57，95% CI 0.39～0.95；*P*＝0.006），但该研究循证级别不高，CDK4/6 抑制剂的跨线应用尚需更高级别的循证数据支持。postMONARCH 研究为 CDK4/6 抑制剂跨线治疗提供了重要参考。对于一线 CDK4/6 抑制剂＋芳香化酶抑制剂（AI）治疗或 CDK4/6 抑制剂＋内分泌治疗（ET）辅助治疗失败的患者，接受阿贝西利＋氟维司群治疗相较单药氟维司群可显著改善 PFS，但绝对获益有限，仅有 0.7 个月（6.0 个月 vs5.3 个月，HR＝0.73）。尤其值得注意的是，探索性分析显示，对于伴有 *PIK3CA* 或 *AKT* 突变或 *PTEN* 丢失的患者，CDK4/6 抑制剂跨线治疗获益并不理想（HR＝0.86，95% CI 0.60～1.23）。这提示如果患者伴有 *PIK3CA*/*AKT*/*PTEN* 变异，还需要考虑其他治疗方式。总的来看，关于 CDK4/6 抑制剂跨线治疗的循证证据有限，仅凭现有数据尚不足以充分支持 CDK4/6 抑制剂跨线治疗的广泛应用。艾拉司群作为全球首个针对激素受体阳性/HER2 阴性晚期乳腺癌患者（包含 *ESR1* 突变患者）口服选择性雌激素受体下调剂（SERD）药物，在 EMERALD 试验中无论是总人群还是 *ESR1* 突变人群均产生了具有统计学差异的 PFS 和死亡风险的下降，并表现良好的安全性和耐受性。艾拉司群也是第一个在 PFS 方面显著优于标准治疗的口服选择性雌激素受体下调剂（SERD）药物，有潜力成为 ER＋/HER2－晚期乳腺癌患者二线及以上内分泌治疗的新选择。

3.3.3.5 其他靶向药物联合内分泌治疗具体方案疗效及安全性

• **伊那利塞＋哌柏西利＋氟维司群**（INAVO120 研究——国际多中心、双盲、随机、安慰剂对照、Ⅲ期研究）[33]

每 4 周为 1 个周期。

—伊那利塞：9mg，口服，每日 1 次；

—哌柏西利：125mg，口服，每日 1 次，连续服药 3 周，停药 1 周；

—氟维司群：500mg，肌内注射，每 28 天给药 1 次（第 1 周期的第 15 天强化一次）。

适用人群

纳入辅助内分泌治疗完成后 12 个月内或 12 个月内复发的 *PIK3CA* 突变、HR+/HER2－局部晚期或转移性乳腺癌患者（入组时间：2020 年 1 月 29 日到 2023 年 9 月 14 日）。

疗效

325 名患者按 1∶1 随机分为两组，即伊那利塞组的 161 名患者和安慰剂组的 164 名患者。比较伊那利塞＋哌柏西利＋氟维司群一线治疗（伊那利塞组）和安慰剂＋哌柏西利＋氟维司群一线治疗（安慰剂组）的疗效和安全性。伊那利塞组和安慰剂组的中位 PFS 分别为 15.0 个月和 7.3 个月（$P<0.001$）。

在里程碑生存分析中，伊那利塞组 6 个月、12 个月和 18 个月的无进展生存率分别为 82.9％、55.9％和 46.2％，安慰剂组分别为 55.9％、32.6％和 21.1％。

在总生存中期分析时，里程碑生存分析显示，伊那利塞组 6 个月、12 个月和 18 个月的生存率分别为 97.3％、85.9％和 73.7％，安慰剂组分别为 89.9％、74.9％和 67.5％。伊那利塞组与安慰剂组的死亡风险比为 0.64（$P=0.03$）。

客观反应率显示伊那利塞组为 58.4％，安慰剂组为 25.0％。中位反应持续时间分别为 18.4 个月和 9.6 个月。

安全性

伊那利塞＋哌柏西利＋氟维司群（*n*＝161）治疗常见不良反应发生率

不良反应	任何级别	3 级及以上
腹泻	48.1％	3.7％
皮疹	25.3％	0
口腔炎	51.2％	5.6％
恶心	27.8％	0.6％
疲劳	23.5％	NA(＜2％)
食欲下降	23.5％	NA(＜2％)

续表

不良反应	任何级别	3级及以上
呕吐	14.8%	0.6%
高血糖	58.6%	5.6%
不良反应导致治疗中止	6.2%	NA

专家点评

在INAVO 120研究中，在经内分泌治疗的*PIK3CA*突变、激素受体阳性/HER2阴性局部晚期或转移性乳腺癌患者中，伊那利塞+哌柏西利+氟维司群的三药联合方案成功实现PFS翻倍（15.0个月 vs. 7.3个月），奠定了其最终进入临床实践的基础。值得注意的是，伊那利塞作为PI3K选择性抑制剂，与作为CDK4/6靶向抑制剂的哌柏西利联用，也提供了一些在联合用药方面的新思考。乳腺癌乃至所有恶性肿瘤既往的联合用药策略大多聚焦于不同药物治疗性质的联合，例如化疗联合靶向治疗、免疫治疗联合内分泌治疗等。而在INAVO 120研究中，“靶向+靶向”的联合模式一定程度上映射出了当今精准医疗的发展方向。对于“不可治愈”的晚期疾病，治疗方案与癌细胞耐药性之间的“博弈”是临床肿瘤学中的核心议题。随着分子生物学的蓬勃发展，人类对于肿瘤发生发展机制有了更加深入的理解，期待同样作为靶向治疗药物的伊那利塞与哌柏西利联合方案的疗效叠加成为可能。同时也提示，更多生物标志物、成药靶点的发现与开发为这场无止境的“军备竞赛”注入了宝贵的信心。

总体而言，伊那利塞的突破是基础医学与临床医学有机结合的又一力证，在乳腺癌疾病负担愈发沉重的当今世界，更多新药与新方案的开发是与癌症斗争中的必由之路，期待INAVO 121和INAVO 122等研究在更多联合治疗策略、更多患者人群中的积极探索，同时也期待更多药物临床试验的数据分析结果，为人类抗击乳腺癌的事业添砖加瓦。

- **卡匹色替+氟维司群**（CAPItello-291研究——国际多中心、随机、双盲、安慰剂对照、Ⅲ期研究）[34]

每4周为1个周期。

—卡匹色替：400mg，口服，每日2次，连续服用4d，停药3d；

—氟维司群：500mg，肌内注射，每28天1次（第一周期的第15天强化一次）。

适用人群

入组了全球193个中心的708例患者。入组标准：绝经前、围绝经期或绝经后的女性或男性（大多数地区年龄≥18 岁，日本年龄≥20 岁）激素受体阳性/HER2 阴性的局部晚期（即原发性不能手术）或转移性乳腺癌患者，患者在既往接受芳香化酶抑制剂（无论是否联合 CDK4/6 抑制剂）治疗时必须出现疾病进展（疾病进展的定义为在转移性疾病背景下既往芳香化酶抑制剂治疗期间的进展，或在新辅助或辅助芳香化酶抑制剂治疗期间或治疗结束后 12 个月内进展，患者被允许接受多达 2 种内分泌治疗和 1 种化疗）；糖化血红蛋白水平至少为 8.0%（63.9mmol/L）（入组时间：2020 年 6 月 2 日至 2021 年 10 月 13 日）。

疗效

入组的 708 名患者按 1∶1 的比例随机分配，分别接受卡匹色替联合氟维司群（355 名）或安慰剂联合氟维司群（353 名）治疗；289 名患者（40.8%）存在 AKT 通路改变，489 名患者（69.1%）此前因晚期乳腺癌接受过 CDK4/6 抑制剂治疗。在总体人群中，卡匹色替＋氟维司群组的中位无进展生存期为 7.2 个月，而安慰剂＋氟维司群组为 3.6 个月（$P<0.001$）。在 AKT 通路改变的人群中，卡匹色替＋氟维司群组的中位无进展生存期为 7.3 个月，而安慰剂＋氟维司群组为 3.1 个月（$P<0.001$）。

安全性

卡匹色替＋氟维司群（$n=355$）治疗不良反应发生率

不良反应	任何级别	1 级	2 级	3 级	4 级
任何不良事件	96.6%	14.6%	39.2%	39.2%	2.5%
腹泻	72.4%	46.2%	16.9%	9.3%	0
皮疹	38.0%	16.1%	9.9%	12.1%	0
恶心	34.6%	23.9%	9.9%	0.8%	0
疲劳	20.8%	13.8%	6.5%	0.6%	0
呕吐	20.6%	15.2%	3.7%	1.7%	0
头痛	16.9%	13.2%	3.4%	0.3%	0
食欲减退	16.6%	10.4%	5.9%	0.3%	0
高血糖症	16.3%	6.8%	7.3%	2.0%	0.3%
口腔炎	14.6%	6.8%	5.9%	2.0%	0
虚弱	13.2%	8.2%	3.9%	1.1%	0
瘙痒	12.4%	9.0%	2.8%	0.6%	0
贫血	10.4%	4.2%	4.2%	2.0%	0
尿路感染	10.1%	2.3%	6.5%	1.4%	0

专家点评

CAPItello-291研究全人群数据中，卡匹色替联合氟维司群治疗较安慰剂联合氟维司群治疗将患者中位无进展生存期（mPFS）延长了1倍，为7.2个月 vs. 3.6个月；其中AKT突变人群中位PFS获益显著，为7.3个月 vs. 3.1个月。该研究在中国患者人群中也取得了与全人群一致的结果，为临床带来了新的治疗选择。PAM通路异常是CDK4/6抑制剂核心耐药机制之一。针对该通路的关键靶点已开发了多种有效的药物，但当前已上市的PI3K抑制剂和mTOR抑制剂缺乏针对CDK4/6抑制剂耐药后人群的大规模临床研究数据。PAM通路上仅有AKT抑制剂卡匹色替的Ⅲ期临床研究纳入了70%的CDK4/6抑制剂经治人群，并取得了优效结果，从而成为真正意义上的CDK4/6抑制剂经治后的标准选择，成功改写了指南，为后CDK4/6抑制剂时代的临床诊疗带来了革命性进展。

3.3.3.6 单独内分泌治疗方案疗效及安全性

- **氟维司群**（CONFIRM研究——多中心、随机、双盲、Ⅲ期研究）[35,36]

—氟维司群：500mg，在第0天、第（14±3）天、第（28±3）天时进行500mg分2次肌内注射，此后每（28±3）天注射1次。在筛查时（随机分组前28d内）、随机分组时（第0天）、第14天、从第4周到第24周每4周进行1次，之后每12周进行1次，直到疾病进展。

适用人群

入组了全球128个中心的736例绝经后且患有局部晚期或转移性雌激素受体阳性乳腺癌患者。在辅助内分泌治疗期间或辅助内分泌治疗完成后1年内复发的患者符合条件。对于辅助内分泌治疗完成1年以上复发的患者或初发晚期疾病患者，要求之前曾将抗雌激素药物或芳香化酶抑制剂作为一线治疗（入组时间：2005年2月至2007年8月）。

疗效

736名患者（中位年龄=61.0岁）被随机分配成两组，分别接受氟维司群500mg（n=362）或250mg（n=374）治疗。氟维司群500mg组的无进展生存期显著长于250mg组（HR=0.80，95% CI 0.68～0.94；P=0.006），疾病进展风险降低20%。氟维司群500mg组和250mg组的客观缓解率相似（分别为9.1%和10.2%）。氟维司群500mg组的临床获益率为45.6%，250mg组为39.6%。在最终生存分析时，736名患者中有554名（75.3%）已经死亡。氟维司群500mg组的中位总生存期为26.4个月，250mg组为22.3个月（HR=0.81，95% CI 0.69～0.96；P=0.02）。

安全性

任何治疗组中不良反应发生率

不良反应	氟维司群 500mg(n=361)				氟维司群 250mg(n=374)			
	1～4 级		≥3 级		1～4 级		≥3 级	
	患者数	百分比	患者数	百分比	患者数	百分比	患者数	百分比
子宫内膜发育异常	0	0	0	0	0	0	0	0
胃肠道紊乱	73	20.2%	8	2.2%	76	20.3%	1	0.3%
潮热	30	8.3%	0	0	23	6.1%	0	0
注射部位反应	49	13.6%	1	0.3%	50	13.4%	0	0
缺血性心血管疾病	5	1.4%	0	0	7	1.9%	3	0.8%
关节疾病	68	18.8%	8	2.2%	70	18.7%	8	2.1%
骨质疏松	1	0.3%	0	0	0	0	0	0
血栓栓塞事件	3	0.8%	2	0.6%	6	1.6%	4	1.1%
尿路感染	8	2.2%	1	0.3%	8	2.1%	1	0.3%
阴道炎	3	0.8%	0	0	1	0.3%	0	0
体重增加	1	0.3%	0	0	1	0.3%	0	0

- **氟维司群**（FIRST 研究——国际多中心、随机、开放标签、Ⅱ期研究）[37]

—氟维司群：500mg；在第 0 天、第（14±3）天、第（28±3）天时进行 500mg 分 2 次肌内注射，此后每（28±3）天注射 1 次。

适用人群

入组了全球 62 个中心的 205 例患者。入组标准：雌激素受体阳性和（或）孕激素受体阳性的局部晚期或转移性乳腺癌，既往未经内分泌治疗。

疗效

205 名患者按 1∶1 的比例随机分配至氟维司群 500mg 组（n=102）或阿那曲唑 1mg 组（n=103）。氟维司群 500mg 组和阿那曲唑 1mg 组的临床获益率（CBR）相似，分别为 72.5% vs. 67.0%（OR 1.30，95% CI 0.72～2.38；P=0.386）。客观缓解率（ORR）在两种治疗之间也相似：氟维司群 500mg 组为 36.0%；阿那曲唑 1mg 组为 35.5%。氟维司群组的疾病进展时间（TTP）明显长于阿那曲唑组[氟维司群 500mg 组的中位 TTP 未达到，而阿那曲唑组为 12.5 个月（HR=0.63，95% CI 0.39～1.00；P=0.0496）]。氟维司群 500mg 组的客观缓解（OR）和临床获益（CB）的持续时间在数值上更好。经过中位 96 个月的随访，与阿那曲唑

1mg 相比，氟维司群 500mg 显著延长了 PFS 10.3 个月（23.4 个月 vs. 13.1 个月，HR＝0.66，P＝0.01），OS 同样显著获益（54.1 个月 vs. 48.4 个月，HR＝0.70，P＝0.041）。

安全性

氟维司群 500mg 组与阿那曲唑 1mg 组不良反应发生率

预先指定的不良反应	氟维司群 500mg 组（n＝101）	阿那曲唑 1mg 组（n＝103）	P
子宫内膜发育异常	0	0	1.000
胃肠道紊乱	27.7%	22.3%	0.420
潮热	12.9%	13.6%	1.000
缺血性心血管疾病	0	1.0%	1.000
关节疾病	13.9%	9.7%	0.391
骨质疏松	0	0	1.000
血栓栓塞事件	0	0	1.000
尿路感染	4.0%	1.0%	0.210
阴道炎	0	0	1.000
体重增加	1.0%	0	0.495

• **氟维司群**（FALCON 研究——多中心、随机、双盲、平行、Ⅲ期研究）[38]

—氟维司群：500mg；在第 0 天、第（14±3）天、第（28±3）天时进行 500mg 分 2 次肌内注射，此后每（28±3）天注射 1 次。在筛查时（随机分组前 28d 内）、随机分组时（第 0 天）、第 14 天、从第 4 周到第 24 周每 4 周进行 1 次，之后每 12 周进行 1 次，直到疾病进展。

适用人群

入组了全球 113 个中心的 462 例绝经后女性、局部晚期或转移性乳腺癌 ER 阳性和/或 PgR＋HER 阴性、既往未接受过内分泌治疗、ECOG 评分为 0～2 分且至少有 1 个可测量或不可测量的病灶的乳腺癌患者（入组时间：2012 年 10 月 17 日至 2014 年 7 月 11 日）。

疗效

462 名患者被随机分组（230 名接受氟维司群 500mg 治疗，232 名接受阿那曲唑 1mg 治疗）。氟维司群组的无进展生存期显著长于阿那曲唑组（HR＝0.797，95% CI 0.637～0.999；P＝0.0486）。氟维司群组的中位无进展生存期为 16.6 个月（95% CI 13.83～20.99），而阿那曲唑组为 13.8 个月（95% CI 11.99～16.59）。[38]

安全性

任何治疗组中的不良反应发生率

不良反应	氟维司群 500mg 组($n=228$)	阿那曲唑 1mg 组($n=232$)
出现任何不良反应的患者	73%	75%
关节痛	17%	10%
潮热	11%	10%
疲劳	11%	7%
恶心	11%	10%
背痛	9%	6%
ALT 升高	7%	3%
肌痛	7%	3%
高血压	7%	9%
失眠	7%	6%
腹泻	6%	6%
便秘	6%	5%
四肢疼痛	6%	4%
AST 升高	5%	3%
咳嗽	5%	3%
贫血	4%	9%
呼吸困难	4%	6%
外周水肿	4%	6%

专家点评

FIRST 研究、FALCON 研究和 CONFIRM 研究表明，对于未经内分泌治疗的晚期患者，氟维司群 500mg 的疗效优于 250mg，且较 AI 治疗更有 OS 优势。Ⅲ期 FALCON 研究证实，氟维司群较第三代 AI 延长了无进展生存期（PFS），差异具有统计学意义。

激素受体阳性/HER2 阴性乳腺癌晚期治疗代表性临床研究汇总

研究简称	研究分期	发表时间/年	地区	人数	分组	无进展生存期(PFS)/月	P 值	HR 值	总生存期(OS)/月	P 值	HR 值	≥3 级中性粒细胞减少	≥3 级腹泻
PALOMA-2[3-5]（晚期一线）	Ⅲ	2016、2019、2024	全球	444	哌柏西利+来曲唑	27.6	<0.0001	0.563	53.9	0.3378	0.956	66.5%	1.4%
				222	安慰剂+来曲唑	14.5			51.2			1.4%	1.4%
PALOMA-3[6-8]（晚期二线）	Ⅲ	2015、2021	全球	347	哌柏西利+氟维司群	9.2	≤0.000001	0.422	34.8	0.0221	0.81	69.6%	—
				147	安慰剂+氟维司群	3.8			28			0	—
MONARCH2[9,10]（晚期二线）	Ⅲ	2017、2020	全球	446	阿贝西利+氟维司群	16.4	<0.001	0.553	46.7	0.0137	0.757	26.5%	13.4%
				223	安慰剂+氟维司群	9.3			37.3			1.7%	0.4%
MONARCH3[11-13]（晚期一线）	Ⅲ	2017、2019、2024	全球	328	阿贝西利+非甾体类芳香化酶抑制剂	29.0	<0.001	0.540	66.8	0.0664	0.804	23.8%	9.5%
				165	安慰剂+非甾体类芳香化酶抑制剂	14.8			53.7			1.2%	1.2%

续表

研究简称	研究分期	发表时间/年	地区	人数	分组	无进展生存期(PFS)/月	P 值	HR 值	总生存期(OS)/月	P 值	HR 值	≥3 级中性粒细胞减少	≥3 级腹泻
MONARCH plus[14]（A 队列:晚期一线）（B 队列:晚期二线）	Ⅲ	2020	中国、巴西、印度和南非	306	阿贝西利或安慰剂＋非甾体类芳香化酶抑制剂	28.3vs. 14.7	0.0001	0.499	—	—	—	26.4%vs. 6.1%	3.9%vs. 1.0%
				157	阿贝西利或安慰剂＋氟维司群	11.5vs. 5.6	＜0.0001	0.376	—		—	29.8%vs. 3.8%	1.9%vs. 0
MONALEESA-2[15-17]（晚期一线）	Ⅲ	2016、2018、2022	全球	334	瑞波西利＋来曲唑	25.3	9.63×10^{-8}	0.568	63.9	0.004	0.76	59.3%	1.2%
				334	安慰剂＋来曲唑	16			51.4			0.9%	0.9%
MONALEESA-3[18-21]（晚期二线＋三线）	Ⅲ	2018、2019、2021、2023	全球	484	瑞波西利＋氟维司群	20.5	0.00000041	0.593	67.6	—	0.67	53.4%	0.6%
				242	安慰剂＋氟维司群	12.8			51.8			0	0
MONALEESA-7[22-25]（晚期一线）	Ⅲ	2018、2019、2020、2022	全球	335	瑞波西利＋他莫昔芬或非甾体类芳香化酶抑制剂＋戈舍瑞林	23.8	＜0.0001	0.55	58.7	—	0.76	61%	1%
				337	安慰剂＋他莫昔芬或非甾体类芳香化酶抑制剂＋戈舍瑞林	13			48			4%	＜1%

续表

研究简称	研究分期	发表时间/年	地区	人数	分组	无进展生存期(PFS)/月	*P* 值	HR 值	总生存期(OS)/月	*P* 值	HR 值	≥3 级中性粒细胞减少	≥3 级腹泻
RIGHT Choice[26]（晚期一线）	Ⅱ	2024	全球	112	瑞波西利＋内分泌治疗	21.8	0.003	0.61	NR	—	0.65	60%	0
				110	联合化疗	12.8			NR			36%	1%
DAWNA-2[28]（晚期一线）	Ⅲ	2021	中国	303	达尔西利＋来曲唑/阿那曲唑	30.6	<0.0001	0.51	不成熟	—	—	86%	0
				153	安慰剂＋来曲唑/阿那曲唑	18.2						0	0
DAWNA-1[29,30]（晚期二线）	Ⅲ	2023	中国	241	达尔西利＋氟维司群	16.6	<0.0001	0.50	不成熟	—	—	86.3%	0
				120	安慰剂＋氟维司群	7.2						0.8%	0
MAINTAIN[27]（晚期≥二线）	Ⅱ	2023	美国	60	瑞波西利＋内分泌治疗	5.29	0.006	0.57	—	—	—	40%	0
				59	安慰剂＋内分泌治疗	2.76			—			1.7%	0

续表

研究简称	研究分期	发表时间/年	地区	人数	分组	无进展生存期(PFS)/月	P 值	HR 值	总生存期(OS)/月	P 值	HR 值	≥3 级中性粒细胞减少	≥3 级腹泻
postMONARCH[31]（晚期二线）	Ⅲ	2024	全球	182	阿贝西利＋氟维司群	5.6	0.01	0.66	—	—	—	25%	4%
				186	安慰剂＋氟维司群	3.9			—			—	—
EMERALD[32]（晚期二线或三线）	Ⅲ	2021、2022	全球	239	艾拉司群	3.8	0.018	0.55	—	0.08	0.75	—	0
				238	内分泌单药	1.9			—			—	1%
INAVO120[33]（晚期一线）	Ⅲ	2023、2024	全球	161	伊那利塞＋哌柏西利＋氟维司群	15.0	＜0.001	0.43	NE	0.0338	0.64	80.2%	3.7%
				164	安慰剂＋哌柏西利＋氟维司群	7.3			31.1			78.4%	0%
CAPItello-291[34]（晚期≥二线）	Ⅲ	2022	全球	355	卡匹色替＋氟维司群	7.2	＜0.001	0.6	—	—	—	—	9.3%
				353	安慰剂＋氟维司群	3.6			—			—	0.3%

续表

研究简称	研究分期	发表时间/年	地区	人数	分组	无进展生存期(PFS)/月	P 值	HR 值	总生存期(OS)/月	P 值	HR 值	≥3 级中性粒细胞减少	≥3 级腹泻
CONFIRM[35,36]（晚期二线）	Ⅲ	2014	全球	362	氟维司群 500mg	26.4	0.02	0.81	—	—	—	—	—
				374	氟维司群 250mg	22.3			—			—	—
FIRST[37]（晚期一线）	Ⅱ	2016	全球	102	氟维司群	23.4	0.01	0.66	54.1	0.041	0.70	—	—
				103	阿那曲唑	13.1			48.4			—	—
FALCON[38]（晚期一线）	Ⅲ	2023	全球	230	氟维司群	16.6	0.0486	0.797	—	—	—	—	—
				232	阿那曲唑	13.8			—			—	—

注：线数定义，即一线为晚期阶段未行任何内分泌治疗；二线为晚期阶段一线内分泌治疗进展，其中 RIGHT Choice 研究特殊；一线为晚期阶段未行任何内分泌治疗和化疗。

全球和亚裔人群中不同 CDK4/6 抑制剂中性粒细胞减少发生率

CDK4/6 抑制剂	中性粒细胞减少			
	全球人群		亚裔人群	
	总体/%	≥3 级/%	总体/%	≥3 级/%
哌柏西利[1,4-6,33-37]	79.5～82.1	64.6～68.4	85.7～95.4	84.5～91.8
瑞波西利[17,21,38-40]	69.6～78.0	53.4～65.0	86.6	78.0
阿贝西利[7,9,10,12,41-43]	41.3～46.0	18.6～28.2	57.8～80.8	23.9～44.5
达尔西利[28-30]	—	—	97.9～99.0	84.2～85.8

全球和亚裔/中国人群中不同 CDK4/6 抑制剂 ALT/AST 升高发生率

CDK4/6 抑制剂	ALT 升高				AST 升高			
	全球人群		亚裔/中国人群		全球人群		亚裔/中国人群	
	总体/%	≥3 级/%	总体/%	≥3 级/%	总体/%	≥3 级/%	总体/%	≥3 级/%
派柏西利[1,4-6,33-37]	4.0	2.0	33.3	4.8	4.0	3.0	34.5	3.6
瑞波西利[21,39,40]	7.0～15.2	5.0～9.3	—	—	8.0～15.0	4.0～5.0	—	—
阿贝西利[10,43]	17.4	6.1	32.4～34.6	5.9～13.7	16.8	8.3	32.4～34.6	4.4～8.8
达尔西利[28-30]	—	—	22.1～27.9	0.4～0.7	—	—	28.3～31.1	1.7

天津医科大学肿瘤医院　史业辉

参考文献

[1] Modi S, Jacot W, Yamashita T, et al. Trastuzumab Deruxtecan in Previously Treated HER2-Low Advanced Breast Cancer [J]. N Engl J Med, 2022, 387 (1): 9-20.

[2] Rugo H S, Bardia A, Marmé F, et al. Primary results from TROPiCS-02: A randomized phase 3 study of sacituzumab govitecan (SG) versus treatment of physician's choice (TPC) in patients (Pts) with hormone receptor-positive/HER2-negative (HR +/HER2 -) advanced breast cancer [J]. J Clin Oncol, 2022, 40: LBA1001-LBA1001.

[3] Finn R S, Martin M, Rugo H S, et al. Palbociclib and Letrozole in Advanced Breast Cancer [J]. N Engl J Med, 2016, 375 (20): 1925-1936.

[4] Rugo H S, Finn R S, Dieras V, et al. Palbociclib plus Letrozole as first-line therapy in estrogen receptor-positive/human epidermal growth factor receptor 2-negative advanced breast cancer with extended follow-up [J]. Breast Cancer Res Treat, 2019, 174 (3): 719-729.

[5] Slamon D J, Dieras V, Rugo H S, et al. Overall survival with Palbociclib plus Letrozole in advanced breast cancer [J]. J Clin Oncol, 2024, 42 (9): 994-1000.

[6] Cristofanilli M, Turner N C, Bondarenko I, et al. Fulvestrant plus Palbociclib versus Fulvestrant plus Placebo for treatment of hormone-receptor-positive, HER2-negative metastatic

breast cancer that progressed on previous endocrine therapy (PALOMA-3): final analysis of the multicentre, double-blind, phase 3 randomised controlled trial [J]. Lancet Oncol, 2016, 17: 425-439.

[7] Loibl S, Turner N C, Ro J, et al. Palbociclib Combined with Fulvestrant in Premenopausal Women with Advanced Breast Cancer and Prior Progression on Endocrine Therapy: PALOMA-3 Results [J]. Oncologist, 2017, 22: 1028-1038.

[8] Cristofanilli M, Rugo H S, Im S, et al. Overall survival with Palbociclib and Fulvestrant in women with hormone HR+/HER2−ABC: Updated exploratory analyses of PALOMA-3, a double-blind, phase Ⅲ randomized study [J]. Clin Cancer Res, 2022, 28 (16): 3433-3442.

[9] Sledge G W, Toi M, Neven P, et al. MONARCH2: Abemaciclib in Combination With Fulvestrant in Women With HR+/HER2−Advanced Breast Cancer Who Had Progressed While Receiving Endocrine Therapy [J]. J Clin Oncol, 2017, 35 (25): 2875-2884.

[10] Sledge G W, Toi M, Neven P, et al. The Effect of Abemaciclib Plus Fulvestrant on Overall Survival in Hormone Receptor-Positive, ERBB2-Negative Breast Cancer That Progressed on Endocrine Therapy-MONARCH2: A Randomized Clinical Trial [J]. JAMA Oncol, 2020, 6 (1): 116-124.

[11] Goetz M P, Toi M, Campone M, et al. MONARCH3: Abemaciclib As Initial Therapy for Advanced Breast Cancer [J]. J Clin Oncol, 2017, 35 (32): 3638-3646.

[12] Johnston S, Martin M, Leo A D, et al. MONARCH3 final PFS: a randomized study of Abemaciclib as initial therapy for advanced breast cancer [J]. NPJ Breast Cancer, 2019, 5: 5.

[13] Goetz M P, Toi M, Huober J, et al. Abemaciclib plus a nonsteroidal aromatase inhibitor as initial therapy for HR+, HER2−advanced breast cancer: final overall survival results of MONARCH3 [J]. Ann Oncol, 2024, 35 (8): 718-727.

[14] Zhang Q Y, Sun T, Yin Y M, et al. MONARCH plus: Abemaciclib plus endocrine therapy in women with HR+/HER2−advanced breast cancer: the multinational randomized phase Ⅲ study [J]. Ther Adv Med Oncol, 2020, 12: 1758835920963925.

[15] Hortobagyi G N, Stemmer S M, Burris II A, et al. Ribociclib as First-Line Therapy for HR-Positive, Advanced Breast Cancer [J]. N Engl J Med, 2016, 375: 1738-1748.

[16] Hortobagyi G N, Stemmer S M, Burris H A, et al. Updated results from MONALEESA-2, a phase Ⅲ trial of first-line Ribociclib plus Letrozole versus Placebo plus Letrozole in hormone receptor-positive, HER2-negative advanced breast cancer [J]. Ann Oncol, 2018, 29 (7): 1541-1547.

[17] Hortobagyi G N, Stemmer S M, Burris H A, et al. Overall Survival with Ribociclib plus Letrozole in Advanced Breast Cancer [J]. N Engl J Med, 2022, 386: 942-950.

[18] Slamon D J, Neven P, Chia S, et al. Phase Ⅲ Randomized Study of Ribociclib and Fulvestrant in Hormone Receptor-Positive, Human Epidermal Growth Factor Receptor 2-Negative Advanced Breast Cancer: MONALEESA-3 [J]. J Clin Oncol, 2018, 36: 2465-2472.

[19] Slamon D J, Neven P, Chia S, et al. Ribociclib plus Fulvestrant for postmenopausal women with hormone receptor-positive, human epidermal growth factor receptor 2-negative advanced breast cancer in the phase Ⅲ randomized MONALEESA-3 trial: updated overall survival [J]. Ann Oncol, 2021, 32 (8): 1015-1024.

[20] Slamon D J, Neven P, Chia S, et al. Overall Survival with Ribociclib plus Fulvestrant in Advanced Breast Cancer [J]. N Engl J Med, 2020, 382 (6): 514-524.

[21] Neven P, Fasching P A, Chia S, et al. Updated overall survival from the MONALEESA-3 trial in postmenopausal women with HR+/HER2− advanced breast cancer receiving first-line Ribociclib plus Fulvestrant [J]. Breast Cancer Res, 2023, 25 (1): 103.

[22] Tripathy D, Im S A, Colleoni M, et al. Ribociclib plus endocrine therapy for premenopausal women with hormone-receptor-positive, advanced breast cancer (MONALEESA-7): a randomised phase 3 trial [J]. Lancet Oncol, 2018, 19: 904-915.

[23] Im S A, Lu Y S, Bardia A, et al. Overall Survival with Ribociclib plus Endocrine Therapy in Breast Cancer [J]. N Engl J Med, 2019, 381 (4): 307-316.

[24] Harbeck N, Franke F, Villanueva-Vazquez R, et al. Health-related quality of life in premenopausal women with hormone-receptor-positive, HER2-negative advanced breast cancer treated with Ribociclib plus endocrine therapy: results from a phase Ⅲ randomized clinical trial (MONALEESA-7) [J]. Ther Adv Med Oncol, 2020, 12: 1758835920943065.

[25] Lu Y S, Lm S A, Colleoni M, et al. Updated Overall Survival of Ribociclib plus Endocrine Therapy versus Endocrine Therapy Alone in Pre-and Perimenopausal Patients with HR+/HER2− Advanced Breast Cancer in MONALEESA-7: A Phase Ⅲ Randomized Clinical Trial [J]. Clin Cancer Res, 2022, 28 (5): 851-859.

[26] Lu Y S, Mahidin E I B M, Azim H, et al. Final Results of RIGHT Choice: Ribociclib Plus Endocrine Therapy Versus Combination Chemotherapy in Premenopausal Women With Clinically Aggressive Hormone Receptor-Positive/Human Epidermal Growth Factor Receptor 2-Negative Advanced Breast Cancer [J]. J Clin Oncol, 2024, 10; 42 (23): 2812-2821.

[27] Kalinsky K, Accordino M K, Chiuzan C, et al. Randomized Phase Ⅱ Trial of Endocrine Therapy With or Without Ribociclib After Progression on Cyclin-Dependent Kinase 4/6 Inhibition in Hormone Receptor-Positive, Human Epidermal Growth Factor Receptor 2-Negative Metastatic Breast Cancer: MAINTAIN Trial [J]. J Clin Oncol, 2023, 41 (24): 4004-4013.

[28] Zhang P, Zhang Q, Tong Z, et al. Dalpiciclib plus Letrozole or Anastrozole versus Placebo plus Letrozole or Anastrozole as first-line treatment in patients with hormone receptor-positive, HER2-negative advanced breast cancer (DAWNA-2): a multicentre, randomised, double-blind, placebo-controlled, phase 3 trial [J]. Lancet Oncol, 2023, 24 (6): 646-657.

[29] Xu B, Zhang Q, Zhang P, et al. Dalpiciclib or Placebo plus Fulvestrant in hormone receptor-positive and HER2-negative advanced breast cancer: a randomized, phase 3 trial [J]. Nat

Med, 2021, 27 (11): 1904-1909.

[30] Zhang P, Zhang Q Y, Hu X C, et al. Dalpiciclib plus Fulvestrant in HR+/HER2− advanced breast cancer (ABC): updated analysis from the phase 3 DAWNA-1 trial [C]. ESMO, 2022: Abstract #229P.

[31] Kalinsky K, Bianchini G, Hamilton E, et al. Abemaciclib plus Fulvestrant vs Fulvestrant alone for HR+, HER2−advanced breast cancer following progression on a prior CDK4/6 inhibitor plus endocrine therapy: Primary outcome of the phase 3 postMONARCH trial [C]. ASCO, 2024: Abstract #LBA1001.

[32] Bidard F C, Kaklamani V G, Neven P, et al. Elacestrant (oral selective estrogen receptor degrader) Versus Standard Endocrine Therapy for Estrogen Receptor-Positive, Human Epidermal Growth Factor Receptor 2-Negative Advanced Breast Cancer: Results From the Randomized Phase Ⅲ EMERALD Trial [J]. J Clin Oncol, 2022, 40 (28): 3246-3256.

[33] Turner N C, Im S-A, Saura C, et al. Inavolisib-based therapy-mutated advanced breast cancer [J]. N Engl J Med, 2024, 391: 1584-1596.

[34] Turner N C, Oliveira M, Howell S J, et al. Capivasertib in Hormone Receptor-Positive Advanced Breast Cancer [J]. N Engl J Med, 2023, 388 (22): 2058-2070.

[35] Di Leo A, Jerusalem G, Petruzelka L, et al. Results of the CONFIRM phase Ⅲ trial comparing Fulvestrant 250mg with Fulvestrant 500mg in postmenopausal women with estrogen receptor-positive advanced breast cancer [J]. J Clin Oncol, 2010, 28 (30): 4594-4600.

[36] Di Leo A, Jerusalem G, Petruzelka L, et al. Final overall survival: Fulvestrant 500mg vs 250mg in the randomized CONFIRM trial [J] . J Natl Cancer Inst, 2014, 106 (1): djt337.

[37] Robertson J F, Lindemann J P, Llombart-Cussac A, et al. Fulvestrant 500mg versus Anastrozole 1mg for the first-line treatment of advanced breast cancer: follow-up analysis from the randomized 'FIRST' study [J]. Breast Cancer Res Treat, 2012, 136 (2): 503-511.

[38] Robertson J F R, Bondarenko I M, Trishkina E, et al. Fulvestrant 500mg versus Anastrozole 1mg for hormone receptor-positive advanced breast cancer (FALCON): an international, randomised, double-blind, phase 3 trial [J]. Lancet, 2016, 388 (10063): 2997-3005.

附录　缩略语中英文对照表

缩略词	英文全称	中文
ABC	advanced breast cancer	进展期乳腺癌
AC-T	Doxorubicin+Cyclophosphamide followed by Taxane	多柔比星+环磷酰胺序贯紫杉类
ADC	antibody-drug conjugate	抗体药物偶联物
AI	aromatase inhibitor	芳香化酶抑制剂
AJCC	American Joint Committee on Cancer	美国癌症联合会
AUC	area under the ROC curve	曲线下面积
BI-RADS	Breast Imaging Reporting and Data System	美国放射学会的乳腺影像报告和数据系统
bpCR	breast pathological complete response	乳腺病理学完全缓解
BRCA	breast cancer susceptibility gene	乳腺癌易感基因
Cb	Carboplatin	卡铂
CBR	clinical benefit rate	临床获益率
CCNSA	cell cycle non-specific agents	细胞周期非特异性药物
CCSA	cell cycle specific agents	细胞周期特异性药物
CDK4/6	cyclin-dependent kinase 4and6	周期蛋白依赖性激酶 4/6
CDK4/6i	cyclin-dependent kinase 4 and 6 inhibitor	周期蛋白依赖性激酶 4/6 抑制剂
CHF	congestive heart failure	充血性心力衰竭
CI	confidence interval	置信区间
CNS	central nervous system	中枢神经系统
CPS+EG	clinical-pathologic stage+estrogen/grade	临床病理分期+雌激素/分级评分
CPS	combined positive score	联合阳性评分
CR	complete response	完全缓解
DCIS	ductal carcinoma in situ	导管原位癌
DD	dose density	剂量密度
ddEC-ddT	dose-dense Epirubicin+Cyclophosphamide followed by Paclitaxel	剂量密集表柔比星+环磷酰胺序贯紫杉醇
DDFS	distant disease-free survival	无远处疾病生存期
DFI	disease free interval	无疾病间隔期
DFS	disease-free survival	无病生存期
DI	does intensity	剂量强度
DoR	duration of response	缓解持续时间
DRFS	distant relapse-free survival	无远处复发生存期
EBC	early breast cancer	早期乳腺癌
ECOG PS	Eastern Cooperative Oncology Group Performance Status	美国东部肿瘤协作组体能状态
ECOG	Eastern Cooperative Oncology Group	美国东部肿瘤协作组
EFS	event-free survival	无事件生存期
ER	estrogen receptor	雌激素受体
ESMO	European Society for Medical Oncology	欧洲肿瘤内科学会
ET	endocrine therapy	内分泌治疗

FISH	fluorescence in situ hybridization	荧光原位杂交
FSH	follicle-stimulating hormone	促卵泡激素
GnRH	gonadotropin-releasing hormone	促性腺激素释放激素
G-CSF	granulocyte colony-stimulating factor	粒细胞集落刺激因子
H	Herceptin	曲妥珠单抗
HDAC	histone deacetylase	组蛋白去乙酰化酶
HER2	human epidermal growth factor receptor 2	人表皮生长因子受体 2
HET	heterogeneity	不均一性
HR	hazard ratio	危险比
HR	hormone receptor	激素受体
IARC	International Agency for Research on Cancer	国际癌症研究中心
iDFS	invasive disease-free survival	无浸润性疾病生存期
IHC	immunohistochemistry	免疫组织化学
irAEs	immune-related adverse events	免疫相关不良事件
ISH	in situ hybridization	原位杂交
ITCs	isolated tumour cells	孤立肿瘤细胞
ITT	intent-to-treat population	意向性治疗人群
KPS	Karnofsky performance status	卡氏功能状态评分
LABC	locally advanced breast cancer	局部进展期乳腺癌
LCIS	lobular carcinoma in situ	小叶原位癌
LH	luteinizing hormone	促黄体素
LLN	lower limit of normal	正常值下限
LVEF	left ventricular ejection fraction	左室射血分数
MBC	metastatic breast cancer	转移性乳腺癌
MRI	magnetic resonance imaging	磁共振成像
MTD	maximum tolerated dose	最大耐受剂量
NAT	neoadjuvant therapy	新辅助治疗
NCCN	National Comprehensive Cancer Network	美国国家综合癌症网络
NCT	neoadjuvant chemotherapy	新辅助化疗
NET	neoadjuvant endocrine therapy	新辅助内分泌治疗
NGS	next generation sequencing	二代测序或高通量测序
non-pCR	non-pathological complete response	未达病理学完全缓解
NSAI	non-steroidal aromatase inhibitors	非甾体芳香化酶抑制剂
OFS	ovarian function suppression	卵巢功能抑制
ORR	objective response rate	客观缓解率
OS	overall survival	总生存期
PAM50RoR	prediction analysis of microarray 50 Risk of Recurrence	PAM50 复发风险评分系统
PARPi	poly (ADP-ribose) polymerase inhibitor	聚腺苷二磷酸核糖聚合酶抑制剂
pCR	pathological complete remission	病理学完全缓解
PD	progressive disease	疾病进展
PD-1	programmed death-1	程序性死亡受体 1
PD-L1	programmed cell death ligand 1	程序性细胞死亡配体 1

PEPI	preoperative endocrine therapy prognosis index	术前新辅助内分泌预后指数
PFS	progression-free survival	无进展生存期
P	Pertuzumab	帕妥珠单抗
PR	partial reponse	部分缓解
PR	progesterone receptor	孕激素受体
Pyro	Pyrotinib	吡咯替尼
R0	resection margin negative	手术切缘阴性
RCB	residual Cancer Burden	残留癌负荷
RECIST	response evaluation criteria in solid tumor	实体瘤疗效评价标准
rhIL-11	recombinant human interleukin-11	重组人白细胞介素-11
rhTPO	recombinant human thrombopoietin	重组人血小板生成素
RR	relative risk	相对危险度
RR	risk ratio	风险比
RS	recurrence score	复发风险评分
SD	stable disease	疾病稳定
SERD	selective estrogen receptor degrader/downregulator	选择性雌激素受体下调剂
SERM	selective estrogen receptor modulator	选择性雌激素受体调节剂
TAM	Tamoxifen	他莫昔芬
TC	Docetaxel＋Cyclophosphamide	多西他赛＋环磷酰胺
T	Docetaxel	多西他赛
TEC	Docetaxel＋Epirubicin＋Cyclophosphamide	多西他赛＋表柔比星＋环磷酰胺
TIL	tumor infiltrating lymphocyte	肿瘤浸润淋巴细胞
TKI	tyrosine kinase inhibitor	酪氨酸激酶抑制剂
TNBC	triple-negative breast cancer	三阴性乳腺癌
TOP2A	topoisomerase 2A	拓扑异构酶 2A
TPC	treatment of physician's choice	医生选择的治疗方案
tpCR	total pathological complete response	总病理学完全缓解
TTDR	time to distant recurrence	至远处复发时间
TTR	time to relapse	至肿瘤复发/进展时间
T-DM1	Trastuzumab Emtansine	恩美曲妥珠单抗
T-DXd	Trastuzumab Deruxtecan	德曲妥珠单抗
WHO	World Health Organization	世界卫生组织